国内第一本女性生理周期调养书

28天

养出白·瘦·美

卢晟晔/著

U0250949

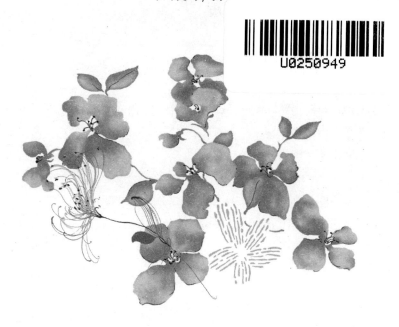

天津出版传媒集团

天津科学技术出版社

图书在版编目（CIP）数据

28 天养出白·瘦·美 / 卢晟晔著. -- 天津 : 天津
科学技术出版社，2014.11
ISBN 978-7-5308-9310-4

Ⅰ．①2… Ⅱ．①卢… Ⅲ．①女性－保健－基本知识
Ⅳ．①R173

中国版本图书馆 CIP 数据核字（2014）第 278910 号

责任编辑：张建锋　　方　艳

天津出版传媒集团

天津科学技术出版社出版

出版人：蔡　颢
天津市西康号 35 号　邮编：300051
电话：（022）23332695
网址：www.tjkjcbs.com.cn
新华书店经销
北京市燕鑫印刷有限公司

开本 700×1000 1/16　印张 14　字数 170 000
2015 年 2 月第 1 版第 1 次印刷
定价：29.80 元

前　言

28 天身体"月历"，养出如花女人

　　女人是一朵花，温婉动人，月经就是花开的标志，花开花落，它伴随着女性朋友走过了岁岁年年。女人这朵盛开的花朵，鲜艳与否，在于女人是否懂得调理自己的身体。女人的一生，几乎总是处于一个周期里，就像月历一样。在 28 天中，女性的容颜、情绪、身体都会发生微妙的变化。

　　这些变化可能会带给女性烦躁的情绪、烦人的痘痘、难看的色斑、恼人的乳房胀痛……女人的种种情绪和身体变化在很大程度上取决于一个月中体内激素的变化。所有女人在激素面前一律平等，关注女人，保护好激素是女性健康的保证。

　　在 28 天中，虽然女人的身体会不断地发生变化，但是只要女人时刻关注自己的身体，了解它，养护它，就可以将身体状况维持在一个健康的水平上。身体内部的问题不存在了，自然就会面如桃花。

　　女人的 28 天可以分为 4 个阶段，分别是行经期、卵泡期、排卵期和黄体期。在每个阶段，女人的生理都会发生不同的变化，而在每个阶段

的每一天之中，身体状态也是不同的。所以，女人需要了解自己的身体每一天的变化，这样才能抓住本质，调养身体。

　　本书作者是医学博士，她在女性医学方面有着扎实的理论基础和丰富的临床经验。全书对女人的行经期、卵泡期、排卵期、黄体期4个阶段的变化进行了详细的介绍，以"周"的形式来介绍28天之中身体状况的不同之处。书中既有科学理论也有实际操作，同时还加入了一部分心理开导，详细而具体，可以让女性对自己的身体更加了解，从而正确地调理身体，完成健康女人的华丽转身。

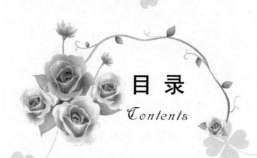

目 录
Contents

第四章　排卵期，身体"月历"第三周，女人抗衰防老"保鲜周"

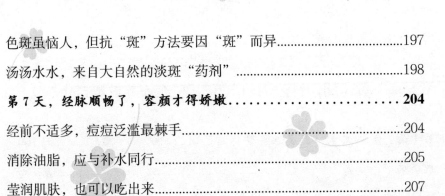

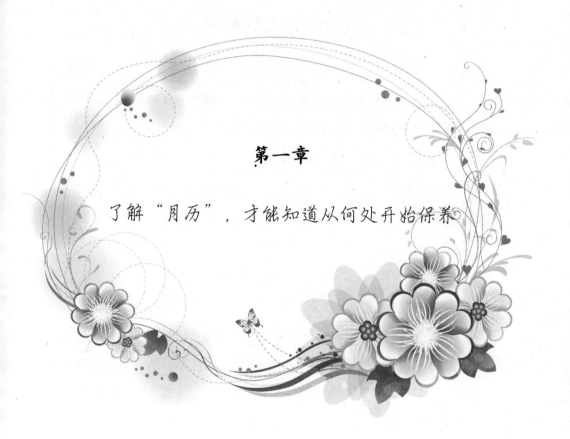

第一章

了解"月历"，才能知道从何处开始保养

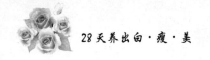

◆ "二七"，女孩向女人过渡的时期

中医上说，女子二七天癸至，月经来临。二七也就是14岁，大部分女子从14岁左右开始来月经，从此，女孩的身体就会开始发生一系列的变化，各种女性特征会逐渐显现出来，慢慢向女人方向发展。

在这之前，"月历"这个概念在女孩的脑海里并不是很深刻，似乎每一天都不会有什么不同。但是到了"二七"时期就大不相同了，这个时候，女孩会出现月经现象，而随着月经的日渐稳定，周期性也会越来越明显。

从第一次月经来潮后，女性就被这个"好朋友"缠上了，每个月都会有一周左右的时间处于行经期。而经前经后的身体变化、生理变化，甚至情绪变化都是不同的，这样，"月历"对女性的重要性就体现出来了。

养生保健看的不光是吃什么、喝什么、做什么运动，选对时间也很关键。即使吃得非常健康营养，喝的都是纯净天然的饮品，运动的强度也刚刚好，可是，一旦选择的时间不对，不但不会体现其养生保健的功效，还会对身体造成伤害。这就好比打仗，"地利"和"人和"都具备，可是没有"天时"也是绝对不行的。

女人从月经来潮那天起就要关心身体的"月历"，一旦忽视了"月历"，一系列的不适症状、衰老特征就会陆续找上你。因此，女人保健的重中之重就是看好这本藏在身体里的"月历"。

女性月经来潮后，各种性特征会逐渐显现出来，同时，身体的很多部分都会变得脆弱起来。比如胸部，可能在小女孩时期，没有什么明显特征，更不会出现不适现象，而月经来潮后，胸部会逐渐发育。在这个过程中，胸部胀痛的现象很可能会出现，尤其是经期前后或来经时，疼痛会更加频繁。

出现不适感还不算，如果任其发展，很可能会埋下妇科疾病的隐患，因此，适当的按摩和合理的饮食在这个时期就显得尤为重要。这就是"月历"体现的方面之一。

女孩向女人过渡，不光体现在外在体征上，脾气秉性、激素分泌的情况都会有所变化，而且也是围绕着经期变化的。你只要稍微留意就能够发现，自己的情绪在经前是不稳定的，易发火。这种情绪的起伏对身体健康是毫无益处的，所以需要你选择适当的方法来调节自己的情绪。

很多男人经常会说"女人是善变的"。没错，女人天生就是善变的动物，这不光体现在女人的性格和情绪方面，还体现在女人的身体和生理方面，而它们总是以惊人的速度变化着。

不信的话，你可以观察一下自己周围的人，很少有男性会变得让人认不出来，而很多女孩却在长大后让人难以辨别。不是有这样一句话吗——"女大十八变"。可能这个女孩小时候长得干巴巴的、骨瘦如柴，没什么出奇的地方，但是过了"二七"，她身体的特征就会展现出来，也就是我们通常说的"长开了"。这个时候你会发现，从前那个普通的女孩变漂亮了，越来越有女人味了，甚至有可能一时难以辨别她是否就是以前那个干巴巴的小丫头。

女孩要敏锐地对待自己变成女人时的变化，无论是好的方面还是不好的方面。这些细微的变化也许正在向你发出某些警报，告诉你身体哪个部位出现了问题；也可能只是做个提示，提示你此时是身体哪个部位的最佳保养时期。因此，女孩想要顺利度过这个过渡期，就要把握好自

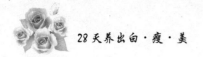

己身体保健的各个时机。过好这个过渡期，才能让你的身体散发出女人的魅力。

◆ 对照桌面的月历，了解藏在你身体里的"月历"

作为女人，最好对自己的生理结构有些了解，因为这是永葆青春、永远健康的秘诀之一。养生不一定要通过多种方法来实现，也不一定要用奢侈品作为后盾。只要你利用好自己的生理规律，就能在健康快乐的同时散发出自己的光彩。

你的桌子上可能正摆着一本月历，不妨对照这个月历来探寻一下你身体的"月历"吧。

女人身体内的"月历"大致分为4个时段，每个时段大致是7天，当然了，也可能会出现某个时段延长一两天或缩短一两天的现象，不用担心，也不用精确计算这些。

下面来简单介绍一下我们体内一个月中的4个"周"。

1. 第一周是行经期

这一周大家一定非常熟悉，也就是我们月经到来的时期，这个时候，经血会下流，少则10毫升，多的甚至达到200毫升。因此，经期补血是非常必要的。

2. 第二周是卵泡期

这周又称为安全期。此时卵巢中的原始卵泡开始发育，同时分泌性激素，性激素作用在子宫上，能够增厚子宫内壁，为受孕打下基础。

3. 第三周是排卵期

发育成熟的卵子会从卵巢的一侧排出，期待和精子结合成受精卵。

4. 第四周是黄体期

卵子排出后剩余的卵泡会形成黄体，卵巢会在黄体的刺激下分泌孕激素。

了解到特定时期身体的特殊变化，紧接着就要做好相应的保健工作。

在整个"月历"当中，行经期可谓是重点保护时期。行经期是身体免疫力最低的一月，这时候不能服用刺激性过强的药物，防止对身体产生刺激；也不适合动手术，以免发生感染；注意营养的全面，休息要得当，不能进行剧烈的运动，更不能过于劳累；保暖工作要做好，最好不要碰冷水，也不要衣着单薄，以防寒邪入侵。一方面身体受寒后很容易形成宫寒，会加重痛经现象；另一方面，寒邪入侵到头部会刺激下丘脑，导致经量减少。

在这里只是介绍一下身体内"月历"的大致情况，重点强调的就是：想要做好保健工作，首先就要了解身体的"月历"。有针对性地做事总是会达到事半功倍的效果，养生保健当然也不例外，就好比吃人参，人参再好，也不能上火的时候服食，选好时机才能使其发挥出最佳的效果。

所以，有针对性地做养生保健工作，身体才会更健康，妇科疾病才会离我们更远，皮肤才会更白皙、柔嫩，女人才能更完美！

◆ 女人保健，周周不同

人的一生数十载，但对于女性而言，其实不用考虑数十年，只要活好每个月即可。简单来看，女性身体的变化是周期性变化，一周一变化，一月一循环。其中四周分别叫作行经期、卵泡期、排卵期、黄体期。那么，在每周中，女性朋友应该怎样养护身体呢？这一节内容会给您做详细的解答。

1. 行经期

（1）在来月经的这段时期，女性的免疫力处于一个月之中的低谷，

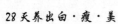

此时，最好不要进行手术，或者治疗牙病，否则，很容易会因为免疫力过低而出现感染的状况。

（2）养护好自己的身体，尽量不触碰凉水，特别是不要将凉水直接冲到头上，这样会导致寒气直接从头部进入体内，甚至影响下丘脑垂体的分泌，最终导致月经量变少。

（3）凡是患有多囊卵巢综合征，或者有月经量不多、月经不调，需要进行性激素检查的女性朋友，此时是进行检查的最好时期。在此时做B超对卵巢多囊改变进行检查，可以得到最精准的数据。

（4）在此期间，体内激素的分泌达到最低状态，新陈代谢也会慢下来，导致体内存积大量的"废物"，使皮肤因缺少水分而没有光泽，甚至还会出现"熊猫眼"。因此，在行经期间，女性应做好补水工作，每天补充6～8杯水。同时，还应该让自己的肌肤"喝"饱水，使用具有保湿作用的保养品，比如面霜、乳液。对于"熊猫眼"，可用双手进行按摩，注意必须在涂抹完眼霜之后进行。另外，还应该多食用一些补铁的食物，这样肌肤会更加润泽。

（5）想要减肥，可以选择运动强度不大的运动，如太极拳、散步、瑜伽、慢跑等。要注意一点，运动时动作应尽量轻缓，时间不宜过长。

（6）在行经期间，女性朋友很容易出现食欲不强、腰腹酸痛、疲乏等状况，针对这些状况，可多食用一些加强经血流通的食物，比如牛奶、奶制品、豆制品、羊肉、鸡肉、大枣、红糖等。

2. 卵泡期

（1）从这一周开始，女性的免疫系统开始变强，人体的抵抗力也会加强，此时就可以治疗牙齿或做手术。

（2）在此期间，晚上最好早些睡觉，从夜晚10∶30开始，女性体内的激素分泌达到了巅峰状态,此时应进入休息状态,否则,内分泌很容易失调,导致斑点、痘痘爬上面部。

(3)在此期间,乳房的状态是最为放松的,适宜进行乳房检查。

(4)在此期间,女性体内的性激素水平会增高,皮肤也会变得嫩滑,有光泽,在一个月之中,此时的皮肤状态是最好的。在这段时期,应该增加皮肤的营养,可使用面膜、精华液等高营养护肤品,给皮肤最大的营养。此外,女性朋友还应该注意去角质,对皮肤进行深层清洁。

(5)若想要做一些有氧运动,在此期间进行是最好的,比如快走、跑步、骑车、健美操、舞蹈等。

(6)在行经期间,女性会损失一部分血液,而血液中含有大量的矿物质元素和血浆蛋白。因此,在行经期结束后的一周之内,应该多注重补充营养,比如苹果、牛奶、牛肉、鸡蛋、羊肉、芡实、菠菜、樱桃、桂圆、荔枝等。如果经血量较大,则可以食用适量的当归、熟地等,但是一定要经过医生的指导才可以服用。

3. 排卵期

(1)在此期间,女性体内的性激素水平会达到巅峰,"性"趣十分高,暂时没有怀孕计划的女性朋友一定要做好避孕措施。

(2)在这个阶段,女性的精力会非常旺盛,变得神采奕奕,爱表现自我。

(3)对皮肤的养护、瘦身、饮食与卵泡期相似。

4. 黄体期

(1)这段时期过后,即将会面临下一轮的行经期,在此期间,女性很容易会出现"经前综合征",比如情绪波动大、腹胀、乳房胀痛等。针对这些情况,女性朋友可对自己的心理进行调节,欣赏轻缓的音乐,

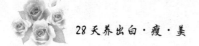

摄入足量的维生素 B_6 和钙。

（2）在此阶段，女性生殖系统内的抗病毒细胞不再活跃，很容易会被病毒侵袭而感染性传播疾病，所以，在此期间，女性应加强疾病的预防措施。

（3）如果女性朋友患有哮喘，应该增加服药的环节，这是因为体内的激素会影响体内的多个方面，其中就包括导致呼吸不畅，致使哮喘病更加严重。

（4）在这段时期，女性体内的孕激素分泌会增多，所以，肌肤会变得很糟糕，可表现为肤色暗淡、色斑变深、面积扩大。所以，女性朋友在使用美白补水的护肤品时，还应该适当使用一些精华液、面膜、晚霜来防止肌肤状态的恶化；如果面部长出了色斑，则应该用专门的淡斑产品来处理。此外，还应该做好防晒工作，即使在秋冬季节，也不能放任肌肤被紫外线侵袭。

在饮食方面，应着重补充蛋白质，并食用一些可加强性激素分泌的食物，比如豆制品、芝麻、麻油、山药等。

（5）在此期间，女性朋友不能忘记做运动，可将运动分为两部分：前一部分做有氧运动，每次运动的时间可以长一些；后一部分应该一点点减小运动强度和运动量。如果在健身房，可以在跳舞机、划船机和跑步机上锻炼一会儿，每次运动应该在 20 分钟以上。在月经到来前，女性的身体很容易出现不适感，而以上这些运动就可以对此起到调节、缓解的作用。

（6）在行经期的前几天，女性很容易出现一系列不适症状，比如忧郁、担心、睡眠质量下降、焦躁、疲乏等。针对这些症状，女性可食用一些益气、疏肝的食物，比如百合、粳米、柚子、胡萝卜、白萝卜、芹菜、冬瓜、木耳、海带、蘑菇等。

综上所述，每个时期女性身体内部都会出现微妙的变化，虽然不需要刻意过多地关注，但是在生活细节上还是应该留意一下。只要在细节上多一些关注，就可以愉悦地度过每一个周期。

◆ "月历"保暖，少不了铁和碘

女性畏惧寒冷并不是一件罕见的事情，特别是在行经期间和寒冷的冬季。之所以会出现这种状况，是因为体内没有足够的铁和碘，在行经期间，女性会损失一部分铁，而血液的制造离不开铁，体内的气血不足，就会导致怕冷。因此，女性朋友在平时需要补充足量的铁。

说到补铁，大部分人首先就会想到食用含铁量丰富的食物。在食物当中，羊肉、猪瘦肉、鸡血、猪血、动物肝脏、豆类、木耳、牛奶、绿叶蔬菜等的铁质含量丰富，无论是在行经期间还是月经后，女性朋友都应该多食用一些。此外，女性朋友还可以食用一些辣椒，其中的辣椒素可促进消化，使心跳加速，并加快体表的血液流动速度，使身体产生温暖的感觉，从而驱走寒冷。生姜和辣椒有着异曲同工之妙，可解表发汗、散寒温中，但是由于太过辛辣，在食用时，可将其与大枣、红糖一同煮食。

除了要补充铁，碘也是不能少的，在平时，女性朋友通过食用海带、虾皮、牡蛎、海鱼等食物来补充碘，从而促进甲状腺素的合成，调节人体的热能代谢。

在行经期间，女性身体所流失的不仅仅是铁和碘，很多营养物质也随着经血一起排出体外，其中就包括对身体很重要的钙质和微量元素。所以，女性朋友还应该多补充钙质和微量元素。钙质是女性终身都应该补充的，在步入 30 岁之后，体内的骨量会一点点损失，虽然短时间内不会被人察觉,但长时间如此,骨骼的硬度就会变低,很容易出现骨折。所以,女性在平时应多食用含钙质丰富的食物,比如牛奶、大豆、花生、菠菜、核桃、虾等食物。对于微量元素,补锌可多食用豆制品、奶制品、牛肉、羊肉、花生、芝麻、鱼等食物。

想要补钙,从食物中摄取充足的钙质是必不可少的,但是还应该搭配肌肉锻炼。通过锻炼肌肉,会让肌肉总是处于牵拉的状态,这样对骨骼的益处则多于食疗法。肌肉运动,可使骨细胞进行自我增生,而且还可以使体内的钙质和营养物质得到充分吸收,从而起到补充钙质的作用。

无论处于任何时期,女性朋友都应该让自己体内的营养物质达到一个均衡的状态,特别是经期,一定要补充足量的铁和碘,使自己的身体不再寒冷。

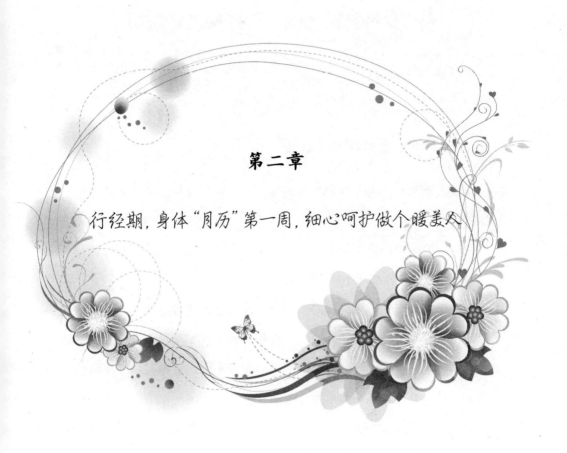

第二章

行经期，身体"月历"第一周，细心呵护做个暖美人

第 1 天，女性私密用品，选择使用要谨慎

◆ 卫生巾选择使用需注意

女人每个月都必须要经历月经那几天，在这几天中一定要注意远离冰冷食物，杜绝辛辣食物。此外，对于经期必须要使用的女性最忠实的伙伴——卫生巾的选用也需要注意。卫生巾的种类繁多，包括超薄型、日用型、夜用型、棉质型、干爽型等。

卫生巾是女性生活不可缺少的日用品，如果不注意使用，卫生巾的呵护将变成对身体的直接伤害。女性特殊的生理结构，使细菌、病毒等有害物质非常容易侵入体内。特别是在月经来临的这段时间，生殖器官处于最易感染的状态，如果没有按照正常方式使用卫生巾，或者所使用的卫生巾是不合格产品，就很容易造成感染，从而影响女性的身体健康。

卫生巾的质量不合格，会如何影响女性朋友的身体健康呢？

（1）如果卫生巾的表层材料没有达到标准，就容易造成渗入量较小，经血不能完全进入卫生巾的里层而停留在表面，这不仅会使身体十分难受，还不利于洁净卫生，甚至还会让裤子染上经血，让自己尴尬。

（2）如果卫生巾的微生物指标不符合标准，妇科疾病就容易出现，这对于正处于行经期的女性健康危害是很大的。

（3）如果卫生巾的 pH 值不在正常指标范围内，女性在行经期间就会出现不适感，比如皮肤瘙痒、疼痛等。

所以，想要自己在经期舒心，心情好，女性就应该以严谨的态度，仔细挑选卫生巾，为自己的经期保驾护航。

挑选质量放心的卫生巾，女性应该将目光锁定在大商场，然后选择信誉比较好的产品。与此同时应注意外包装上的诸多标志，比如卫生许可证号、防伪标志、生产日期、保质期等。要想做好以上工作，就需要对卫生巾进行全面的研究。

有些女性比较腼腆，走到卫生巾货架旁，随便拿几个卫生巾就去结账，连外包装上的说明都不看；有些女性在行经期间，一直都使用同一类型的卫生巾，无论黑天还是白夜，量多还是量少，都不改变卫生巾的类型和规格。这都是非常不明智的做法。

事实上，卫生巾之所以会有多种类型，就是为了满足女性朋友的自身需要。比如，在夜间应该使用夜用卫生巾；而皮肤敏感的人应该使用棉质卫生巾；月经量较大的人，最好使用干爽型卫生巾。

那么，具体来说，女性应该从哪几方面来判断卫生巾品质的好坏呢？

先看表层，也就是与肌肤接触的那一层。卫生巾的表层所采用的材料最好是干爽且轻柔舒适的。物理学中有"回渗"这一名词。什么是回渗？比如现在有一块吸饱水的海绵，人只要按一下，水就会流出，这种现象就是回渗。在选择卫生巾时，回渗现象越不明显就越好。这样，当卫生巾吸饱经血之后，在受到压力时，也不容易将经血压出。

再看吸收层，该层是主要吸收经血的那一层。这一层最好有很强的渗透性，可以吸收大量的经血，但是也不可很厚，只要回渗现象不明显即可。

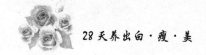

最后不能忽视防漏层。好的卫生巾不仅要能避免渗漏，还要能消除湿气，尽量使卫生巾与身体之间保持干爽。如果卫生巾不透气，身体就会感觉闷闷的。

使用卫生巾，除了要考虑质量，还应该注意使用期限。有不少女性认为，卫生巾在使用时没有沾染过多的经血就没有必要换。殊不知，经血从体内流出后，被卫生巾吸收，如果长时间不换卫生巾，卫生巾上就会滋生大量的细菌。因为经血中的营养物质十分丰富，这为细菌提供了营养物质，而热体又给卫生巾提供了足够的温度和湿度，也为细菌创造了生长环境。有关实验表明，持续4个小时使用同一片卫生巾，细菌就会翻倍滋生，使女性生殖器的健康面临巨大的威胁。

所以，为了避免细菌在卫生巾上横生，女性朋友一定要让自己勤快起来，至少每4个小时更换一次卫生巾。

另外，在更换卫生巾前，要确认自己的双手是清洁的，最好用香皂多洗两遍。因为人需要用双手做很多事情，很多细菌会趁机吸附在上面，如果手不清洁，更换卫生巾时，就容易将细菌带到卫生巾上。

◆ 卫生棉条，全方位呵护"好朋友"

身为女性的你用过卫生棉条吗？大部分女性都习惯用卫生巾，其实，卫生棉条一样是女性特殊时期的好伙伴。二者虽然功能相同，但使用方法却不同：女性在使用卫生巾时，需将其粘在内裤上，将整个阴部兜住；而卫生棉条则需将其放入阴道中，吸收经血。

卫生棉条与卫生巾相比，有自己独特的优势，比如吸附能力较强，在经血下流，还没有流出阴道外时，卫生棉条就已经将其吸收；产生的异味较少，因为经血很少流出，所以，也不会产生难闻的气味；发生侧漏的情况少，卫生棉条是棒状的，在使用时需放进阴道中，成为身体的"一部分"，当奔跑或运动时，也不会出现侧漏。但是，卫生棉条是比较"挑剔"的，适合有性经验的女性使用。对于有处女膜的女性而言，则最好使用卫生巾，因为卫生棉条很有可能在女性运动时被推进阴道深处，破坏处女膜。

虽然卫生棉条具有一定的优势，但事实上，我们建议所有的女性都尽量少用卫生棉条。因为它需要被直接放入阴道中，如果没有谨慎使用，方法错误，就会将细菌一并带入阴道之中，阴道中湿润温暖的环境会让细菌迅速繁殖，从而危害女性健康。而且，卫生棉条并不是完全柔软的，它有一定的长度、厚度和硬度，女性虽然可轻而易举地将其放进体内，但是如果放置得不对或力度过大，阴道壁就会受到损伤。

如果女性朋友需要使用卫生棉条，那么，除确保卫生棉条的质量之外，还应该注意以下事项。

1. 看清楚使用说明

在使用卫生棉条时，女性朋友无须太过心急，要将包装袋上的使用说明看清楚，不要依据自己的理解来使用。使用时，将卫生棉条拿出，握住棉条上的线头，注意不要从有线头的那端开始放进阴道中，以免很难将棉条拿出。

2. 保持双手清洁，动作要轻缓

在使用卫生棉条前，必须让双手保持清洁，然后慢慢蹲下去。在放入棉条时，不要紧绷身体，全身应尽量放松下来，动作要轻缓，不要太过用力，以免伤害到阴道内壁。如果卫生棉条很难放进去，可以将适量的润滑剂抹在棉条上。在月经量比较多时，可在使用卫生棉条的同时，搭配使用卫生护垫，以避免出现侧漏的状况，其余的时间，只使用卫生

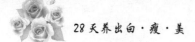

棉条即可。

3. 定时更换卫生棉条

卫生棉条在插入阴道后，会与身体"合二为一"，不会出现一点儿空隙，在月经量比较大时，如果不缩短更换棉条的时间间隔，棉条就会吸满经血。在这种情况下，细菌的繁殖速度会加快，导致阴道感染，甚至还会引发中毒；在月经量比较小时，也需要增加更换棉条的频率，否则，就会导致经血逆流，引发多种妇科疾病，比如子宫内膜异位症等。

不管工作多么繁忙，女性朋友在使用卫生棉条时一定要及时更换，尽量两三个小时就更换一次，最长时间不要超过 8 小时，即使是在月经量不多时，也应该勤换。

◆ 内裤，不看款式，看质量

每个女人都喜欢挑选内裤，色彩缤纷、款式各异的内裤就像美丽的花朵一样吸引着女人的眼球。选择怎样的内裤，就代表你的品位如何，从另一方面，也能看出女人的内心世界。然而，有些内裤并不适合女性穿，特别是在行经期，身体对内裤的选择尤为挑剔。

在月经期间，肌肤会与卫生巾紧密碰触，稍不注意，身体就会出现不适。所以，在此期间，挑选一条舒适的内裤非常重要。女性朋友在挑选内裤时，应注意以下问题。

1. 内裤不可过紧

有不少女性认为在月经期间穿一条过紧的内裤可以有效避免侧漏，而且还能减轻腹痛，但是这种做法并没有科学依据。如果女性总是穿紧身内裤，特别是在行经期，就容易导致经血流出受阻，与此同时，穿过紧的内裤还会导致盆腹腔压力发生巨大改变，致使经血逆流，使女性朋友出现腰疼、腹痛等状况，严重的还会出现不孕症。

2. 内裤最好是浅色的

很多妇科疾病在发生前，都会给身体警告，比如当阴道炎、生殖系统肿瘤即将发生时，白带会出现异常，由澄清变成浑浊，有些还略带红色和黄色。如果尽早发现白带的异常现象，就早些发现疾病，有利于治疗。穿浅色的内裤，白带的颜色就能清楚地呈现在上面，引起人们的注意。如果内裤颜色较深，白带的颜色就不易被发现，从而耽误疾病的治疗。

3. 化纤材料的内裤坚决不穿

化纤材料的内裤价格比较低，但没有足够的通透性和吸湿性，对阴部的组织代谢会产生影响。而且，白带和会阴部腺体的分泌物很不容易消除，外阴会一直处于潮湿的环境中。这样的环境对于细菌来说，十分享受，女性经常穿这样的内裤，就有可能出现妇科炎症。

正在行经的女性，在挑选内裤时一定要仔细，透气性能好、质地柔软的纯棉内裤才是最好的选择。在月经初期，经血量很大，如果会阴部没有良好的透气性，在湿漉漉的环境中，细菌就容易横生，稍不注意，就有可能引发真菌性阴道炎症，如果不能得到很好的治疗，还会使盆腔受到感染。而且，在女性的会阴部遍布着毛囊腺，内裤透气性不好，毛囊腺就不易分泌物质，这一点在行经期十分重要。如果不能定期清洁阴部，细菌还会大量衍生，从而引发毛囊腺炎症，甚至还会出现阴部疏松结缔组织炎、前庭大腺脓肿等疾病。因此，女性朋友无论在什么时候，都应该穿着透气性良好的纯棉内裤。

此外，在行经期间，腰、腹部会冒出很多汗液，因此，内裤应该每天更换并清洗。

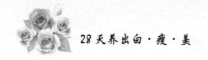

◆ 懂得护理，给经期一个好的开头

每当月经来临之际，很多女性就会变得非常焦虑，因为在长达 7 天左右的时间内，她们需要注意很多问题，比如不可以吃酸辣粉，不可以吃冰激凌，还不能快跑……但是在了解了这么多问题后，有些女性还会漏掉一些问题，结果使自己的健康受到威胁。

在月经期间，女性还应该注意哪些问题呢？

1. 不要用沐浴液清洗阴部

在行经期间，经血多少会残留阴部一些，所以，女性朋友总感觉身体有些血腥味。为了避免尴尬，有不少人喜欢在洗澡时用香喷喷的沐浴液仔细清洗阴部，或是用热水重点冲洗阴部，以达到消除异味的目的。但是，这样做会让身体的健康受到威胁。在平时，女性阴道内的环境呈酸性，这在一定程度上可以控制细菌滋生，但是在月经期间，阴道的环境变成了偏碱性，此时对细菌的抑制作用已经变弱。而沐浴液是偏碱性的，如果再用它清洗阴部，会让抵抗力本来就已经减弱的阴部"雪上加霜"，使细菌更易侵入人体。所以，在清洁阴部时，不应该使用沐浴液，专业的阴部清洗液是最佳的选择，或者用 40℃ 左右的温水清洗。

2. 不可对腰部进行敲打

有很多女性朋友在出现痛经时，喜欢对自己的腰部进行拍打、按揉，这些动作虽然看似很平常，但是对女性身体的伤害却是非常大的。因为你的月经量有可能会越来越大，而且还会感到劳累。行经期间，盆腔内会充血，而盆腔处于腰部，因此，女性会觉得腰部、腹部很酸，甚至还会疼痛。如果在此时对自己的腰部、腹部进行拍打、按压，就会使盆腔充血状况更严重，导致腰部、腹部更加酸痛。

3. 不在月经期间大喊大叫

有时，月经来得很不凑巧。单位组织到KTV唱歌，这本是一件令人兴奋的事，但是难免会有一两个女性正处于月经期，如果她们放声歌唱，之后就会发现身体出现了不适感。为什么来月经不能大声唱歌呢？这是因为处于月期间的女性不仅会出现盆腔充血的现象，而且喉部、鼻腔、咽部的毛细血管也会充血，甚至还会水肿，所以，放声歌唱后，嗓子就会暂时发不出声音，或者咽喉出现疼痛感。在行经期，女性最好不要去唱歌或者演讲，如果无法避免，可以用正常的声音演讲、唱歌，只要控制好时间，多补充水分，就不会出现失声的状况。

4. 不要饮酒

适量饮酒对身体有益，但是女性在行经期间最好不要饮酒，在此期间，女性饮酒所发生事故的概率是平时的两倍。因为在行经期间，女性体内的激素水平变化剧烈，且体内分解酶运转的速度减缓，所以此时很容易喝醉，也很容易招惹肝脏疾病。而且，在此期间喝酒，还很容易产生酒瘾，从而造成酒精中毒。另外，在此期间，女性朋友身体的抵抗力不是很强，酒精在进入体内后，血液流速会加快，使月经量变多，导致痛经等。因此，女性来月经时，不可饮用白酒、啤酒等酒类。如果很想饮酒，可以饮用适量的葡萄酒。

5. 避免身体受伤

在行经期，女性体内的血小板数量与平时相比会少很多，血液凝聚性也没有平时强，如果在此期间身体受了伤，流血量就会增多，伤口处的血液不易凝固。另外，在此期间，女性的痛觉神经比较敏感，如果在此时受了伤，疼痛感会比平时强烈。所以，女性朋友在月经期间，应该

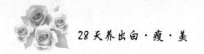

保护好自己的安全，避免受伤。

女人小助理，你的问题我来答

月经期是一个特殊的时期，在这段时间里，女性朋友应该多爱自己一些，多注意生理上的保健。

问题一：在市面上销售的一次性内裤，可以在经期使用吗？与纯棉内裤相比，哪一种更好一些？

回答：在行经期间，女性朋友可以穿一次性内裤。与纯棉内裤相比，一次性纯棉内裤所具有的透气性要好一些，更适合在经期穿。但是，如果没有额外的必要，在行经期间穿普通的纯棉内裤即可。

问题二：在马上就要告别月经的那几天，卫生巾和卫生护垫，使用哪一个比较好？

回答：使用卫生护垫较好一些，因为它的透气性更好一些。卫生护垫一般用在非月经期，主要是吸收阴道分泌物的，但是在月经量很少的时候也可以使用。此外，在月经到来前的几天，为了防止"好朋友"突然驾临，可在背包中装几片卫生护垫备用。

问题三：在月经量较大的那几天，为了避免经血侧漏，可在卫生巾上面垫上一层卫生纸吗？怎样使用卫生巾才安全呢？

回答：尽量不要在使用卫生巾的同时使用卫生纸，因为你不知道手中的卫生纸是否做过消毒处理。女性朋友在更换卫生巾时，应先清洗双手，因为如果手上带有细菌或病菌，在拆开、展平、粘贴卫生巾时，卫生巾就会成为细菌或病毒的栖息之地。在行经期间，女性的抵抗力较弱，倘若不注意生活细节，会很容易造成感染，引发妇科疾病。

在平时，很多女性为了方便，喜欢将卫生巾放在卫生间，这种做法是错误的。因为卫生间十分潮湿，而卫生巾是由非织造布制作而成，在受潮之后，卫生巾会变质，使细菌侵入其中，影响女性的身体健康。所以，女性朋友最好能将卫生巾放置在干燥的环境中。

问题四：在旅行时发现月经来了，应该注意哪些事项？

回答：在旅行的过程中发现"好朋友"造访，最应该注意的事项就是保持卫生。在行经期间，女性身体的抵抗力会降低，体力不足，所以，在旅行过程中应该加强休息，不要进行强度大的运动。此外，也不要让自己处于寒冷、潮湿的环境之中，更不能游泳，或食用寒凉的雪糕或辛辣食物。

问题五：在行经期间，发现下身异味很重，可以选择使用有香味的卫生巾吗？

回答：最好不要使用。在行经期间，女性的下身多少会有些异味，所以有部分女性就想用带有香味的卫生巾。事实上，这种卫生巾上清香的味道是因为添加了不同类型的药物、香精或添加剂，有很大一部分并未经过严格的国家质量标准检测，容易引起过敏，而且一旦皮肤上有破损的地方，这些变应原还有可能引起除泌尿生殖系统疾病之外的其他疾病。因此，在选择卫生巾时，女性朋友最好挑选没有香味的卫生巾，尤其是肌肤比较敏感的女性，更应使用棉质卫生巾，这样才不容易发生过

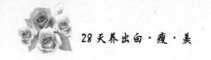

敏现象。

问题六：行经期间，身上散发出阵阵异味，可以使用阴道除臭剂吗？

回答：在行经期间最好不要用阴道除臭剂。因为这种物品会导致过敏，使阴道内的有害细菌繁殖，引发妇科疾病。

问题七：患上了真菌性阴道炎，在行经期间会有疼痛感和瘙痒感，为了减轻症状，可在月经期间对阴部冲洗、用药吗？

回答：最好不要。如果在行经期间对阴道进行冲洗，可使阴道内的平衡状态受到影响，导致病原体侵入阴道。如果无法承受由炎症所导致的疼痛和瘙痒感，可用温水对阴部进行清洗，并及时更换卫生巾，以免细菌在得到血液的"滋补"后大肆繁殖。

在清洗外阴时，要选择温水，否则阴道内的酸碱平衡会遭到破坏。如果女性下身的异味非常大，洗澡时可选用婴儿专用的浴皂，以避免肌肤受到较大的刺激。

问题八：多长时间更换一次卫生巾较为合适呢？

回答：每三四个小时一次即可。通常情况下，女性朋友在一天更换4～6片卫生巾。

上面回答了女性朋友对于经期护理方面的疑惑，相信这会让您从盲目的误区中走出来，更好地保护自己的身体。

第2天，小腹坠胀，保暖工作需做好

◆ 小腹胀痛，吃点什么

很多女性在行经期间，都会出现痛经的现象。面对痛经，有的女性选择忍耐，忍过前两天的痛苦；有的女性会选择吃止痛药，在月经即将到来时，她们就将止痛药准备好，一旦出现疼痛，就赶快服药。其实，处理痛经并不像想象的那样简单，如果在没有弄清自身状况时就乱服用药物，或是忍耐疼痛感，痛经的状况也许会变得更加严重。

虽然很多女性都会出现痛经，但是痛经并不是只有一种，它分为原发性痛经和继发性痛经两种情况。青春期出现的痛经大都属于原发性痛经，这是因为子宫发育不良、子宫过度屈曲等原因使经血流出不畅，造成瘀血滞留，刺激子宫收缩引起的。这类痛经多数都不会持续太长时间，通常会在行经期刚刚开始时疼痛1～3天，以第1天的疼痛感最为剧烈。

继发性痛经，是由于女性体内的某些器官出现病变所导致的疼痛，在月经初潮的3年以后才会发生。疼痛感一旦出现，就会维持3～4天，有些女性在月经结束后还会感到疼痛，而且疼痛感会随着年龄的增长而逐年增加。导致继发性痛经的疾病有可能是子宫内膜异位症、子宫肌瘤，也有可能是慢性盆腔炎。

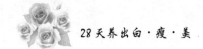

为了身体的健康，女性应该谨慎面对痛经，尽量在出现痛经后去医院检查，以便使疾病得到尽快治疗，免遭痛苦。

对于原发性痛经，女性朋友应该吃些什么来缓解疼痛感呢？

首先，在行经期间，食用一些酸味食物，可以起到减轻痛经的作用，这类食物包括酸菜、酸梅、果丹皮等。另外，总是痛经的女性无论在平时还是在行经时，都应该注意保持大便畅通，倘若排便不畅，会使子宫颈和子宫移位，导致痛经更加严重，还会出现月经紊乱。因此，应该多吃一些润肠通便或者粗纤维食物，比如蜂蜜、香蕉、芹菜等。

其次，多吃低脂肪素食。在行经期间，最好不要食用太过油腻的食物，应该选择清淡的素食，因为素食含有大量的不饱和脂肪酸，这种物质可以调节激素的分泌，达到缓解痛经的目的。尤其是大豆，女性朋友在行经期间应该多食用一些，因为其中的植物性激素非常丰富，对痛经的缓解作用最为明显。

平时的饮食不必过于清淡，因为维生素E主要存在于各种烹调油中。卵巢调节着女性的生理周期，适当补充维生素E可以推迟性腺萎缩的进程，能够帮助女性延缓衰老。女性如果饮食过于清淡少油，就有可能造成维生素E的缺乏，影响月经的正常周期。

在行经期刚刚开始时，可以食用一些姜炒鸡肝或猪肝。在接下来的几天之中，可以多食用一些具有补血作用的食物，比如桂圆、红枣、黑芝麻、红糖等。

下面，给女性朋友介绍两款可以减轻痛经的饮品，你可以试试看。

1. 桂圆姜茶

准备适量的生姜片和桂圆，将二者放进杯子中，用开水冲泡5分钟左右，就可以饮用了。此茶可补血调经，不在行经期也可以饮用。

2．红薯姜汤

准备适量的红薯和生姜，红薯切块，生姜切片，二者与糯米一起放进锅中进行煮制，待汤水黏稠后，再放入适量的红糖即可。此茶可减轻腹痛并缓解行经期间出现的四肢无力的症状。

这两款汤剂不仅能够缓解身体疼痛的症状，而且还无毒副作用，痛经的女性朋友不妨试一试。

◆ 经期"一泻千里"，全方位养护身体

在行经期间，有的女性会出现腹泻的状况，千万不可小看这个问题，这说明身体的气血不足。如果一个人本身就气血不足，在行经期间，身体中大部分的气血又都被调集在下身，此时，肠胃中的气血就会相对减少，出现腹泻的状况。人的身体之中，在气血的总量不变的前提下，当某一器官消耗的气血增多时，其他器官就得不到充足的气血了。除非这个人的气血充足，可以确保每一个器官在遇到突发性事件时依然有足够的气血支持运行。所以，女性应该在平时多补充气血，强健自己的身体。

调查发现，有80％左右的女性曾经都出现过经期不适的状况，这些不适症状很多都是由不良的生活习惯导致的，因此，想要避免腹泻，女性朋友平时就应该养成良好的生活习惯。

1．不可食用寒凉食物

在月经期间不能受凉是每个女性都熟知的，这里所说的受凉不只是衣服穿少了，还有食用寒凉的食物。食用寒凉的食物会导致胃肠遭受刺激，而且女性的腹部在行经期间本身就容易遭受寒冷的侵袭，如果再食用寒凉的食物，就会增加腹部受寒的概率。因此，在行经期间万万不可食用寒凉的食物，即使在天气很炎热的夏季也不可以。

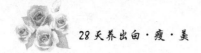

2.食用时令的蔬果

水果的营养价值非常高，每天食用一些，可为身体补充多种维生素、矿物质等营养物质。但是，女性朋友要注意，购买水果要挑选时令水果，反季水果最好不要碰。因为这类水果通常都是被人工催熟的，而且它并没有真正熟透，营养价值也大打折扣。此外，经期不要食用寒凉水果，比如西瓜、黄瓜、番茄、梨等。

3.多食用可补充气血的食物

在行经期间，女性耗损大量的血液，很容易出现贫血状况，所以，应在平时多食用一些补血食物，比如红枣、桂圆等，还可以适量饮用一些红糖水。《本经》记载，红枣味甘性温，有补中益气、养血安神、缓和药性的功能。现代药理研究发现，食用红枣，可将血液中的氧气变多，使全身的细胞得到润泽，且药效温和，效果好；而桂圆可以防治多种病症，比如脾胃虚弱、食欲下降、气血缺乏、睡眠质量下降等。

4.多食用富含粗纤维的食物

食物纤维进入肠道后，会将大便软化分解，并加强肠道的蠕动速度，使人体远离糖尿病、大肠癌、大便不畅、肥胖等病症。在食物当中，蔬菜、水果、全谷类、菌类等食物所含有的纤维较多，女性朋友在行经期间多食用一些，可预防经期腹泻、大便不畅等状况，并减轻经期出现的不适症状。

5.保证充足的休息时间

养成良好的作息习惯和饮食习惯，可帮助女性远离经期所出现的腹泻状况。所以，女性在行经期间应该尽早上床睡觉，这样才能逐渐改善身体状况。

6. 多用热水泡脚

我们知道，用热水泡脚，可加快局部的血液流速，减轻疲劳症状，温暖身体。在泡脚时，应将水温调节到 40～43℃之间，每天晚上泡一次，每次以 10～15 分钟为宜。泡完脚，女性还可以用双手做一套足底按摩操，这样可升高脚部的温度，减慢女性的衰老速度，并在一定程度上起到温宫和增加胃肠功能的作用。

了解了这些内容，面对经期腹泻，你就不会手忙脚乱了。

◆ 经期，如何对付阴道不适

在行经期间，不少女性都有过这样的经历：坐在办公室，面对繁忙的工作，阴部瘙痒难耐，就像很多蚂蚁爬来爬去一样。出现这种状况真是让人坐立难安，无法进行正常的工作。中医将外阴瘙痒叫作"蚂蚁疮"，确实是生动形象。这种症状是很常见的，通常发生在行经期间。

导致阴部出现瘙痒感的因素有很多，除了妇科疾病，生活中一些没有加以注意的小问题，也会引起阴部瘙痒。那么，导致出现瘙痒的原因具体有哪些呢？

1. 卫生巾过敏

不同体质的人如果使用同样的卫生巾有可能会出现不同结果，女性朋友在选购卫生巾时，不能随波逐流或者听信店家宣传，适合自己的才是最好的。如果女性朋友在平时没有阴部瘙痒的症状，只是在行经期间才出现；或者在行经期间，阴部没有瘙痒症状，只在更换卫生巾品牌后才出现瘙痒。那就说明，你对这种卫生巾过敏。确定是过敏之后，应该将你使用过敏的卫生巾扔掉，选择不会令自己产生瘙痒感的卫生巾。此外，在行经期间，阴道的分泌物增多，阴部很难保持干爽，所以，尽量不要使用加长、加厚的卫生巾，因为这类卫生巾会将阴部包裹住，不透气，容易引发局部感染，最好使用透气性较好的卫生巾。

2.局部卫生没有清洁好

众所周知，不清洁阴部，会滋生细菌，产生瘙痒感，但是过度清洗阴部，同样会造成这一后果。在行经期间，不可总是清洁阴部，早上一次，晚上一次，再垫上卫生巾，阴部就可以维持卫生和干爽了。如果在外工作时感到阴部很痒，可以用湿巾将阴部擦干净，这样一来，瘙痒感就会消失。当然，频繁擦拭阴部也是不好的，这样阴部的环境会遭到破坏，导致瘙痒感更加强烈。

3.妇科炎症导致的多种阴道炎

很多种阴道炎都可以引发阴部瘙痒，比如念珠菌阴道炎、滴虫性阴道炎等。当女性出现了阴部瘙痒的状况后，应先将以上的原因排除，然后再去医院进行确诊，如果真是患有某种阴道炎，应配合医生进行治疗。

在此需要提醒各位女性，当阴部出现瘙痒时，不要用手挠，以免细菌侵入破损的皮肤或黏膜。如果阴部瘙痒难忍，女性可用温水清洁，接着用放在冰箱中干净的毛巾冷敷。寒凉的毛巾敷在阴部后，表层皮肤会马上降温，并缓解充血状况，使瘙痒感不再强烈。注意，千万不要用热毛巾去敷，因为温热的毛巾会令阴部的环境更加温润，反而使瘙痒感更加强烈。

◆ 行经期间，你一样可以香气宜人

在行经期间，女性下身出现异味是正常现象，这种异味是子宫内膜和皮脂腺的分泌物、汗水和血液的混合气味。虽然如此，异味过大时也会让女性很难堪，特别是在一些社交场合，还会因此遭受很多异样的眼光。

为了避免尴尬状况的出现,女性在经期应该怎样消除下身的异味呢?

1．勤换卫生巾

卫生巾一定要勤换，不管经血多少，每次的时间间隔最好不要超过4小时，这样可将皮肤与经血接触的时间缩短。在月经量较大时，更应该及时更换卫生巾。

2．每天清洁阴部

清洁阴部是女性每天都需要进行的，在经期更要保证阴部的清洁。要注意，水温不可太凉，也不可太热，每天坚持，下身的异味就会减轻。

3．穿透气宽松的内裤

有不少女性朋友因为担心经血渗漏，将自己捂得严严的。这样的做法是错误的，不仅不能及时散发下身的异味，还会增加汗臭味，令异味更加严重。所以，在行经期间，女性朋友应该穿宽松透气的棉质内裤。

4．要用专门的清洗液消除异味

当阴部的温度比较适宜时，上面的细菌就会滋生繁殖，此时，女性朋友可选择专门的清洗液清洗阴部或用湿巾擦拭。但是，使用的次数不能太多，因为阴部本身就有自我清洁的功能，如果频繁使用专用清洗液，阴部的自洁功能就会逐渐减弱。

5．用橄榄油去污垢、除异味

在行经期间，想要减轻经血的异味，可将橄榄油或婴儿油涂抹在阴唇上。女性朋友要记住，在任何时候，都不要对阴部胡乱消毒，因为此处的黏膜比较敏感，用消毒效果强烈的药物对其进行消毒，会引发炎症。

最后，还需要提醒大家，经血是一种混合物，它与血液的味道是不同的。而且有异味存在，并不是说明患有疾病，每个女人都有这种味道，大家应该放松自己的心情。如果异味真的很大，那就赶紧试一下上面的方法吧。

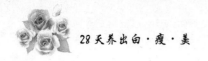

女人小助理，你的问题我来答

痛经是女性最为常见的妇科病症。腹痛的发生同月经的关系十分密切，与月经无关的腹痛不能称为痛经。此外，如果女性朋友只是一般性的下腹不适，并不妨碍工作和生活，也不能称为痛经。有关痛经，大家可能会有各种疑问，下面就选择几个常见问题为大家解答。

问题一：目前市场上出现了一种中草药卫生巾，十分畅销，据宣传，它具有缓解痛经的作用，它真的有这么神奇吗？

回答：中草药卫生巾的功能并没有宣传的那么大，因为这种卫生巾通常是通过浸泡在药物中制成的，之后还会经过烘干，在这一步骤中，卫生巾中的药物就所剩无几了。残留在卫生巾上面的药物几乎不会经过皮肤进入人体，所以也不会对痛经起到缓解的作用。女性朋友在选择卫生巾时，不要被这样的宣传所迷惑，选择透气性好的超薄卫生巾就可以了。

问题二：食用果蔬真的可以缓解痛经吗？

回答：确实可以。因为果蔬含有大量的纤维，经常食用果蔬，可以使体内的蛋白质结合更多的激素，这样一来，血液中的雌性激素含量就会减少。激素变少了，前列腺素也就变少，而痛经也就可以得到缓解。

但是在行经期间也不能总食用低脂肪食物，因为低脂肪食物不能为身体提供巨大的能量，所以，经常食用低脂肪食物，会导致免疫力下降，容易使细菌侵入体内。因此，当痛经症状不严重时，应该进行正常的饮食，将肉食类、蛋类、奶类等纳入饮食范畴。

问题三：在经期出现痛经时，可以服用止痛药吗？会不会对它产生依赖？

回答：可以服用止痛药，也不会对它产生依赖。想要缓解痛经，应该对自己的日常生活进行调理，比如有规律地饮食、生活、作息等。当痛经给自己的身心带来很大的痛苦时，可以选择服用止痛药，但是找出痛经的原因，对症治病，才是解决痛经问题的根本。

第3天，困乏疲惫不要紧，卧床休息为先决

◆ 这样做，经期不再嗜睡

你知道在女性的一生之中，有多长时间都处在行经期吗？曾经有人统计过，一个女人从月经初潮到绝经期，每次来月经的时间相加在一起，差不多有7年的时间。在此期间，女性朋友可能会遇到各种各样的困扰，有的女性在经期会感到困乏，总是一副没有睡醒的样子，这是什么情况呢？

在中医看来，这种嗜睡现象叫作"周期性睡眠过多症"。这种现象并不在疾病的范畴内，它只是在行经期间所出现的一种正常的生理表现形式。当月经将要来临或已经来临，这种症状就会出现在部分女性的身上，使她们出现困意。即使她们刻意保持清醒的头脑，还是会在就餐后或者娱乐后，困意绵绵。这时不要因为想保持清醒而饮用一些具有提神作用的饮料，比如咖啡、浓茶。在经期饮用这些饮料很容易造成月经紊乱，甚至不孕。

如果女性朋友们每次经期都想睡觉，一定会影响到日常工作和生活。那么，应该采取哪些措施来解决经期嗜睡的状况呢？

首先，要保证充足的睡眠。如果女性朋友每天在晚上11点钟上床睡

觉，在行经期间，应该提前1小时睡觉。这样一来，女性体内的气血才会更充足，从而缓解嗜睡状况。

其次，要适量运动。很多女性在经期都变得懒洋洋的，其实可以适量做些运动，比如步行、慢跑等强度不大的运动。平时也要多做运动，只要你选择了一项你乐意去做的运动，并每天坚持，加强自己的免疫力，就能够缓解经期出现的嗜睡状况。

再次，重视食物进补。想要改善嗜睡症状，可以吃一些具有提神作用的食物，比如萝卜、红小豆、薏米、姜等，最好不要食用甜食，油煎、油炸等食物，因为这些食物会令人产生困意。

最后，辅助按摩穴位。女性朋友在行经期间出现了精神不振、困倦等状况，可以试试按摩法。用双手按摩风池、风府这两个穴位可以起到提神醒脑的作用。风池穴很好找，就在后脑勺上颅骨和脊椎相连地方的凹陷处；而风府穴位于后发髻正中直上3厘米处。除了这两个穴位，女性朋友经常按摩足三里、三阴交这两个穴位，也可以健脾除湿。足三里穴位于膝盖外侧下面1根手指的地方；而三阴交穴则位于小腿内侧，足踝尖上方9厘米的地方。

只要保持愉悦的心情，留给自己足够的休息时间，必然会让你轻松度过这个特殊的时期。

◆ 睡前，先脱掉"身外之物"

睡觉可以让人们得到充分休息，使体力和精力得到补充。但是，如果人们在睡觉时不多加注意，睡眠质量就会受到影响。比如，在行经期间，女性如果带着很多"身外之物"睡觉，不但会影响睡眠，还会对月经造成影响，所以，在睡觉之前应该脱掉那些"身外之物"，学会裸睡。

这里的裸睡不是"全裸"的意思，而是指在睡觉时除了内裤外，脱掉其他的衣服。很多女性体虚，特别是在经期，气血亏虚，容易造成手足冰冷，这时候裸睡能保持血液循环的畅通，帮助手足回暖。此外，人一整天都被束缚在衣物里，到了晚上裸睡时，还能让你从一整天被捆绑的感觉中解放出来，帮助身体放松。当身体没有了衣物的限制，能最大限度地放松身体，帮助女性快速进入深层次睡眠。裸睡也可以缓解紧张性的疾病，尤其是能够有效地消除腹部内脏神经系统方面的紧张状态，还能保证血液循环畅通，最大限度地改善慢性便秘、慢性腹泻以及头痛、腰痛等疾病。

裸睡虽然对女性健康很有帮助，但这并不是说所有人都应该裸睡，它只是女性健康睡眠的方式之一。裸睡时皮肤直接暴露在环境中，与被面、床铺接触，因此，要保持被面和床铺干净，定期拿出去在太阳底下晒晒，防止细菌和螨虫的滋生。对特异性体质的人来说，裸睡需谨慎。

除了裸睡之外，女性在睡前还一定要卸掉妆容。白天，女性朋友为了美丽，喜欢用化妆品装扮自己，但是要注意，这些在睡觉前应该消失。因为化妆品会令毛孔无法正常"呼吸"，使行经期间的皮肤变得枯黄，没有光泽。此外，戴着义齿的女性朋友应该在睡前将其摘下，否则容易吞进食道，一旦刺破食道大动脉，还会威胁到生命。

总之，睡觉之前尽量让自己保持最放松的状态，把一天的烦恼都放下，舒舒服服睡一觉，你会发现世界是那样美好。

◆ 经期规矩多，睡姿也讲究

睡姿决定着睡眠质量，还影响身体健康。我们所知道的常见睡姿有3种：仰卧、侧卧和俯卧。每个人都有自己的习惯，但是月经一旦来临，习惯就会变成不习惯，怎么睡都感觉很难受，仰卧时担心后漏，侧卧时担心侧漏……究竟哪种睡姿对经期的女性最有益呢？

仰卧是最常见的睡眠姿势之一，但是仰卧还可以分为很多种，比如双手放在身体两侧，像士兵那样睡觉；或者身体摆成"大"字睡觉；又或者和八爪鱼那样四肢胡乱摆放入睡……很多不拘小节的女性都喜欢采用这种睡姿，这样睡觉看起来对身体无害，实则对子宫的危害非常大。身体健康的成年女子的子宫一般都位于骨盆的中间，宫体向前倾斜，宫颈与宫体的角度在 120 ～ 150° 之间。如果女性经常仰卧，子宫的位置就很容易发生变化，最容易造成子宫后位，而这样的变化会对身体造成很大的损伤。

在行经期间，子宫的软组织中会出现水肿症状，如果子宫已经后位，盆腔四周的神经就会受到挤压，使女性出现痛经、四肢无力等状况；子宫后位还会直接造成宫颈上翘，使精子被阻挡在宫颈管之外，间接造成不孕；另外，子宫后位，还容易造成盆腔内的血液循环不畅通，导致血液淤积在盆腔中，从而使月经量变多。

俯卧这种睡姿并不是很常见，但是也有女性热衷于俯卧。俯卧确实可以使腹部得到放松，从而使自己拥有充足的睡眠，但是这种睡姿对身体的伤害特别大，尤其是对女性。俯身睡觉会挤压胸部，使胸部、心脏、肺部和脸部受到很大的压力，不仅会导致呼吸不畅，还会造成面部肿胀，白眼球出现红血丝等。因此，就算是为了美丽的面庞，也不应该选择这一睡姿。

侧卧可以分为左侧卧、右侧卧，选择向左侧卧容易使心脏受到挤压，导致血液流动受阻，从而使身体出现不适感；选择右侧卧可以保持血液畅通无阻，使五脏六腑正常"工作"，供血充足，促使经血顺利排出。

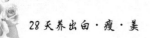

综合来看，女性行经期间采用右侧卧的睡姿是最好的。通常情况下，在夜间睡觉时使用加长、加宽的夜用卫生巾，采用右侧卧的睡姿就不会出现侧漏。如果担心不小心弄脏床单，可以在床单上铺上一层小垫子或者是旧衣服，小垫子和旧衣服的面积不需要太大，只要可以接住侧漏出的经血就可以，面积小更利于女性对其进行清洗。

女性在经期睡觉时，还要注意3个不要。

1. 不要缩在沙发上

很多女性朋友喜欢下班后缩躺在沙发上，翻翻书，然后睡一小觉，这被认为是非常享受的一件事。虽然这种睡姿看起来无伤大雅，但是，如果在行经期间这样睡觉，就会出现心率变缓、血管增宽的现象，从而使停留在脏器中的血液变少，进而导致经血很难顺畅流出。

2. 不要趴在办公桌上

在写字楼中办公的女性工作繁忙，到中午时分，就会趴在办公桌上休息一会儿，虽然这样可以使自己得到放松，但是对身体健康十分不利，不仅会使四肢出现麻木、酸胀的感觉，还会影响眼睛的健康。此外，如果女性在经期采用这种睡姿，经血就不能很好地流出，甚至使内脏受到挤压，导致呼吸困难，间接影响到生殖系统的健康。

3. 不要躺在过高的枕头上

枕头过高，不仅会导致颈椎疾病，还会影响正常呼吸，不利于体内血液的正常流动。用来在夜晚睡觉的枕头，高度应保持在8～12厘米之间，当然，太低也是不好的，可能会导致落枕，使女性在行经期间的头晕感更加强烈。

总之，不良的睡姿对于人体的伤害是不可忽视的，只有重视这些细节，才能保证身体的健康。充足的睡眠是为第2天的工作准备"精神食粮"，因此，女性朋友一定要杜绝不良的睡眠姿势，保证良好的睡眠质量。

女人小助理，你的问题我来答

不少女性朋友喜欢运动，热衷各类运动项目。但是特殊时期呢，还像平常那样运动吗？关于经期运动的很多问题常常困扰着女性朋友们，下面就让我们一起来看一看如何解决这些问题。

问题一：如果想要在经期进行运动，应该注意哪些问题呢？

回答：在经期应该以休息为主，如果十分想运动，应该注意以下几个问题。

（1）掌控好运动量，运动的幅度不要过大，太消耗体力的运动也应该避免，比如跳高、跑步等，更不能游泳。

（2）尽量不要进行会导致腹压增加和腹部剧烈震动的运动，比如仰卧起坐、俯卧撑、跳远、打篮球等。

（3）在运动之后，应及时添加衣物，做好保暖工作，以免因风吹受寒。

（4）如果在运动时产生了头晕、心慌等不适症状，应马上进行休息，不要强迫自己进行下去。

（5）月经量较大、痛经、月经失调的女性，不可擅自在行经期间进行运动，应该在健身教练的指导下进行。

问题二：在经期快结束时可以去游泳吗？

回答：不可以，在经期快结束时游泳容易患上妇科炎症。女性的阴道直通外界，细菌很容易侵入阴道。因为这样独特的生理结构，使得女性很容易患上妇科炎症。对于正处于行经期间的女性而言，尽量不要去游泳，此时子宫口处于开放的状态，如果有细菌或者是病菌进入了女性的阴道，很有可能会影响子宫健康。

问题三：平时经常做按摩会感觉很放松，为什么在经期做按摩会感觉很难受呢？而且月经淋漓不尽，还会出现腹痛等不适症状。

回答：按摩是一种很好的治疗和保健方法，但是好的方法要在对的时间使用才有效果。女性在行经期间，最好不要进行按摩。因为在此期间，女性的盆腔会大面积充血，会令人感觉到持续的轻微不适感，比如腰部酸痛、小腹胀痛、乳房发胀、腹泻、便秘等。如果在此时进行按摩，揉捏、捶打腰部和腹部，就会加重盆腔的充血状况。如果在行经期间想放松身体，可对背部和双腿进行按摩，但是力度应小一些，以轻柔为宜。

经期运动是被允许的，但是还需要根据具体情况具体分析。只有这样，才不会在运动中出现偏差，保证健康、平安地度过经期。

第4天，营养饮食在此时，气血畅通需良方

◆ 营养早餐，温暖身心

在一天的饮食之中，早餐是最重要的，人们每天早上都应该吃得像个皇帝。为什么这么说呢？因为糖可以供给人们身体中所需要的能量，但是脏腑在夜间的"工作"之后，体内大部分糖原差不多被消耗掉了。而人在醒来之后，吃一顿营养全面的早餐，就可以使体内的糖原得到补充，让人体重获能量。但是人们如果不重视早餐，错过早餐或者随便吃早餐，人体就不能得到充足的糖原，在白天工作时，人们就会出现大脑反应慢、注意力分散等状况。

对于正在经期的女性而言，进行正常的早餐更加重要，如果在这期间不吃早餐，经血就不能顺畅流出。另外，在早餐中没有获得的营养，即使午餐和晚餐再丰富，那些缺乏的营养也不能补充回来。因此，作为女性，应好好疼惜自己，每天吃好早餐，为身体提供能量，这样一来，才能安稳度过经期。

吃好早餐最重要的一点就是要吃温暖的早餐。如今，有很多上班族都习惯在早上喝一杯新鲜的蔬果汁，然后就匆匆忙忙地去上班了。他们认为这样不仅可以节省时间，还可以为身体补充能量。是的，早上起来

喝一杯新鲜的蔬果汁不但有助于去掉体内存积的废物,还可以补充营养,但是如果蔬果汁十分冰凉,会刺激刚刚"醒来"的肠胃。一般情况下,肠胃不喜欢冰凉的食物,特别是在肠胃中没有任何食物的早晨,只有温暖的食物才能使它更加舒服。因此,看起来十分健康的蔬果汁,如果喝的时间不对,也会成为"垃圾食品"。

我们都知道,夜间的气温都会比白天低,而早晨是气温由低到高的转折点,温度即将升高,人体的肌肉、神经、血管还都没有完全舒展开,处于紧绷的收缩状态。如果此时食用一大堆冰凉的食物,就会导致胃肠出现严重收缩的情况,从而造成血液流动减缓。长期如此,人体的免疫力就会下降。如果女性在行经期间吃冰凉的早餐,经血就很可能在体内凝结,从而造成痛经,甚至闭经。

所以,女性应该在早餐中选择一些温暖的食物,这样一来,身体内的五脏六腑都会温暖起来,经血自然也会顺畅流出。早餐可以选择热粥、热燕麦片、热牛奶、热豆浆等。当然,在早餐中我们所选择的食物还可以更广泛一些,比如鸡蛋、馒头、花卷、包子等,然后再搭配上面提到的热牛奶、热豆浆等食物,营养就丰富起来了,而且,不容易让人产生饥饿感。

◆ 凉性水果,凉透子宫

水果含有丰富的维生素,爱美的女性当然不会放过这一天然的"护肤品"。所以,在生活中就出现了早上吃水果,中午吃水果,晚上吃水果,甚至在正餐也吃水果的现象。多吃水果固然对身体有益,但是,对于正处于行经期间的女性而言,冰凉的水果应该"隐退"一段时间。

中医认为,血得热则行,得寒则滞。也就是说,血液在温热的情况下可流动自如，在寒冷的情况下会凝滞，可见，想要经血顺畅流出，女性应该注意保存体内的热气，不要食用寒凉的水果，否则就会导致体内聚积寒气，使经血凝滞在体内，导致痛经。因此，在行经期间，不要胡乱吃水果。

那么，女性在行经期间，哪些水果可以食用？哪些水果又不能食用呢？

1. 可以经常食用中性水果

在中性水果中，苹果是最常见的。西方人认为："每天一个苹果，医生远离我"。苹果甘甜性平，含有大量的纤维素、矿物质和有机酸等物质，女性如果在行经期间经常食用，不但可以润肠通便，还可以补充营养。除了苹果之外，中性水果还有桃、酸梅、菠萝、桂圆、甘蔗、无花果等。

2. 可以适当食用温性水果

荔枝属于温性水果，其中含有大量的维生素 C 和蛋白质，营养丰富。所以，女性在经期食用荔枝可以获得大量的能量，同时提高自己的免疫力。除了荔枝之外，温性水果还包括金橘、山楂、石榴、青果、樱桃、橘子、白果、木瓜等。虽然温性水果可以补充女性在经期所需要的能量，但是，不可食用过多，否则会导致上火，使女性出现大便不畅的状况。

3. 不可食用寒性水果

西瓜是最典型的寒性水果，它的水分非常多，还含有丰富的氨基酸和糖，在天气炎热的时候吃一些，可清热解渴、利尿通便。但是，女性朋友要小心，在行经期间万万不可食用西瓜，即使是平时也不可吃太多，否则会导致脾胃寒凉，出现痛经。除了西瓜之外，寒性水果还包括荸荠、柚子、猕猴桃、桑葚、甜瓜、香蕉、柿子、梨、阳桃、草莓等。

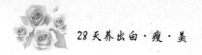

◆ 温宫补血汤，温馨度过经期

在行经期间，女性的抵抗力会大不如从前，而且情绪起伏较大，甚至还会出现食欲下降、腰酸、腹痛、疲乏等症状。在此期间，女性的身体会流失大量的血液，特别是月经量较大者，在月经结束后，血液中的血浆蛋白、铁、钙等物质的含量都降低了。所以，在行经期间，女性应适量补充气血，可选择的食物有羊肉、红糖、红枣、苹果、豆腐皮、牛奶、桂圆等。

很多女性都有过痛经的经历，不仅在冬天会出现，夏天同样会有此症状。宫寒痛经者在冬天可以用"暖宝宝"来温经，夏季天气炎热，她们应该怎样做呢？现在就给女性朋友介绍几种既可以温经又可以滋补气血的汤品。

1. 姜枣红糖水

准备材料：适量的干姜、红枣、红糖。

制作方法：将干姜和红枣清洗干净，干姜切成末状，红枣除核；在锅中倒入适量清水，将红糖放入其中，再放入姜和红枣，煮熟后即可饮用。

这款汤可温暖经血、驱散寒邪，最适合宫寒痛经和脸上出现黄褐斑的女性饮用。

2. 山楂桂枝红糖汤

准备材料：适量的山楂肉、桂枝、红糖。

制作方法：将食材清洗干净，山楂肉和桂枝放进锅中，添加两碗清水，小火慢煮；当锅中的水还剩1碗时，再放入红糖，搅拌均匀，用大火煮开即可。

这款汤品可起到温暖经血、通络经脉、止痛等作用，适合寒性痛经或面部没有光泽的女性饮用。

3.韭汁红糖饮

准备材料：适量的韭菜、红糖。

制作方法：将韭菜清洗干净，控掉水分，切成碎末放进榨汁机中，榨出汁水；将红糖放进锅中，锅中倒入适量清水，红糖溶化后，将韭菜汁倒入其中即可。

这款汤品可温暖经血、补气。对于气血两虚型痛经有一定的缓解作用，并可令肌肤红润、有光泽。

4.黑木耳红枣饮

准备材料：适量的黑木耳、红枣。

制作方法：将食材清洗干净，红枣除核，与木耳一同放进锅中，在锅中倒入一定量的清水进行煮制；当水面沸腾后，滤去食物残渣即可饮用。

这款汤品可补中益气、滋养气血、美容养颜。适合月经量较大、贫血、身体较为虚弱的女性。

以上介绍的温宫补血汤都不复杂，感兴趣的朋友不妨尝试一下。这些汤品不但能够缓解身体不适，同时味道也不错，给乏味的生活增添一些色彩。

女人小助理，你的问题我来答

饮食在女性特殊时期尤为重要，所以有不少女性朋友询问了这一时期的饮食问题，我们看看这些问题是否也曾困扰过你。

问题一：有的人说丝瓜属于凉性食物，在经期不宜食用；有的人却说，吃丝瓜可以帮助女性缓解月经不调。到底谁说得对呢？

回答：丝瓜可以起到活血通气的作用，在行经期间可以适量吃一些。《本草纲目》中这样描述丝瓜："其有凉血解热毒，活血脉，通经络，祛痰，祛风化痰，除热利肠和下乳汁等妙用。"也就是说，在经期食用丝瓜，可以调理女性的经血。

问题二：在行经期间食用糖果可以缓解身体不适吗？可不可以在经期食用零食？

回答：在行经期间，不可以食用甜食。在中医看来，甜食可使体内的湿气加重。如果在经期总是喝饮料、吃糕点、吃糖果，就会导致血糖不能维持在正常水平上，加重体内的湿气，使女性在经期出现的腰酸、腹痛等不适症状更加严重。如果因为嘴馋，很想吃零食，可以在两餐之间食用适量的核桃、干豆等含有大量B族维生素的食物，这样不仅可以解除嘴馋，还可以补充身体所需要的营养物质。

问题三：在行经期间，为什么不能吃太多盐？

回答：这是因为食用太多的盐会使大量的盐分和水分存积在体内，在行经期前期，会出现头痛、易怒等不适症状，所以，在行经期间，应该少吃多盐的食物。

问题四：每次月经期都是4天，周期为28天，但最近两个月经期延长到了7天，月经总量和之前相差不多，身体没有不适感。请问有哪些食物会导致经期延长？

回答：在行经期间食用寒凉、生冷的食物，就可能导致经期延长。这类食物包括西瓜、梨、番茄、黄瓜、哈密瓜、香瓜等。此外，燥热的水果也不能多吃，比如荔枝、桂圆等。

身体出现问题及时询问找出答案非常有必要，所以不要担心问题的发生，而应思考如何解决问题，这样才是处理问题的最佳方法。

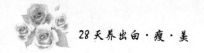

第5天，经血量下降，经期保健接近尾声

◆ 月经晚一点，衰老远一点

通常情况下，女人在一生之中会排出400颗左右的卵子，当所有的卵子排尽后，女人就会绝经，自此衰老加快，直到进入衰老期。女性体内的400颗卵子，按照正常月经周期来计算，一年就会排出12颗卵子，经过33年，体内的卵子就全部排出了，也就是说，女性的卵巢功能最多只能维持33年的"鼎盛时期"。但是，如果在不破坏正常排卵情况下，人为地将月经周期延长，拉长每颗卵子排出的时间间隔，比如将28天周期延长几天，一年下来就可以少排出卵子，而女性的卵巢功能也能多延长几年，这样的女性比同年龄排卵周期短的女性看起来要年轻一些。

有人可能要说了，将月经周期延长，在医学上会不会认为是月经异常呢？不会的，通常情况下，正常月经周期的范围是28天左右，提前一周或延长一周都是正常的。也有部分人出现了"季经"，在医学上认为，这并不属于月经异常现象。因为每位女性的身体情况都不相同，而影响月经周期的因素又有很多，比如性激素，所以，正常的月经周期并没有一个具体的数字。

性激素是由卵巢分泌的，卵巢的状态是否良好，通过观察性激素就可以了解到，它和孕激素同时作用在子宫内膜上，使子宫内膜出现周期性更替，从而出现月经周期。如果只有孕激素而没有性激素，孕激素就会对子宫内膜施加作用，也就不能产生月经周期，所以，性激素直接影响着月经周期是否能正常进行。只要性激素的分泌没有出现异常，月经周期的长与短是没有关系的。

但是，随着年龄的增长，女人体内所分泌的性激素会越来越少，在30岁后，性激素就不会和以前一样分泌旺盛，自此性激素分泌开始下降，到更年期时，性激素将在正常值的15%以下，加上巨大的生存压力、快节奏的工作等诸多因素，更容易使女性出现月经紊乱、痛经、闭经等症状，甚至会出现不孕。所以，女性想要留住青春，需要适当补充性激素。

性激素过少，女性就容易衰老，但是，过多也是不好的，容易导致子宫内膜增生、子宫出血、内分泌失调、无排卵月经等，还会引发乳腺增生。因此，女性朋友在补充性激素时，应该先得到专业医师的认可，使体内各种激素维持在相对平衡的状态。

但是，女性朋友应该怎样补充性激素呢？最安全可靠的方法就是食疗法。

1. 豆制品

豆制品含有大量的大豆异黄酮，用这种物质来补充性激素可以得到很满意的效果。豆制品中的植物性激素在进入人体后，可对人体进行双向调节，比如，女性体内的性激素比较少，植物性激素就会被人体利用，成为性激素；当女性体内的性激素比较多时，植物性激素就会变成其他营养成分，不会成为人体的负担。

大豆异黄酮可以使女性体内的性激素处于正常的水平之上，有效拉长了月经周期的长度，使女性的衰老更加缓慢，是女性美容靓肤的天然

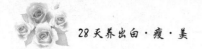

产品。所以，女性在平时可以多吃豆制品。

要留住自己的青春，豆腐、黄豆、豆浆、豆皮等必不可少。

2.蜂王浆

蜂王浆一直以来都是女性美容养颜的食品，和豆制品一样，它也可以补充性激素，调节内分泌，从而延长月经周期。和大豆相比，新鲜蜂王浆的营养比较丰富，可以内服，也可以外敷。内服时，将适量蜂王浆和蜂蜜放于碗中，按照1：20的比例进行调配，然后冲入温水服用，一天两次即可；外敷时，可将适量蜂王浆添加到面膜中，然后敷在面部，可以美肌润肤，减慢肌肤的衰老速度。

在空腹时服用蜂王浆是最好的，这是因为蜂王浆在酸性环境中可以发挥出很好的作用，特别是餐前服用，很容易被人体吸收。如果在用餐后服用，虽然此时胃中的胃酸比较多，但是已经被食物稀释了，酸性没有进餐前高，饮用蜂王浆不会得到很好的效果。蜂王浆虽然是女性朋友的美颜佳品，但是如果不根据自己的实际情况服用，很可能会导致皮肤过敏等不良反应。蜂王浆含有一种物质，可以降低血压、降低血糖。所以，血压较低、血糖较低的女性，最好不要服用。此外，患有糖尿病的人，经常出现腹泻、腹痛、燥热等状况的人以及食用海鲜会出现不良反应的人，都不宜服用蜂王浆，以免身体出现异常状况。

◆ 经期当前，吃药可要悠着点

每到经期时，女性的情绪就会十分糟糕，激素的变化，再加上经期出现的种种不适，比如腹痛、腹胀、腰酸等，更让经期的女人惆怅不已。如果在这时又出现了感冒、发烧、腹泻等小病，女性朋友就接近抓狂的状态了。经期出现的这些小问题是否要吃药？这时吃药对身体会有什么影响？你的脑中可能出现了一大串问号。

不同种类的药物会对处于经期的女性造成不同的影响。在行经期间，甚至月经刚刚来临的那几天，女性就应该留神，小心药物会给月经造成不良影响。以下几类药物，女性朋友在使用时应谨慎。

1. 妇科用药

有的女性因为妇科炎症的问题需要服药治疗。在经期时，她们照样可以服用药物，只是如果有阴道用药的情况时，需要避免。因为在行经期，女性的抵抗力会大不如前，而且此时子宫黏膜充血，宫口开放，阴道用药容易造成阴道细菌感染。

2. 激素类药

激素的合成与代谢可以影响经期的时间。所以，女性朋友在此期间不可自行服用这类药物，否则会使经期紊乱。比如，在行经期服用避孕药，会阻碍排卵过程，使月经紊乱；在行经期服用肾上腺皮质激素，容易造成腹痛、闭经，甚至不孕；在此期间服用甲状腺素，容易使女性出现怕热、盗汗、心律异常、体重减轻等症状，与此同时还会导致月经周期变化无常。

3. 活血散瘀药

有的女性平时可能需要服用补血保健品，或是具有活血化瘀作用的药物，不过，在行经期间就应该暂停服用，因为这些药物会影响经血的流量，从而造成贫血，甚至会导致大出血。患有心脑疾病的女性，在行经期应暂停服用阿司匹林等可以增宽血管的药物。此外，具有止血作用的药物也应该停止服用，因为这类药物可减小毛细血管的通透性，加强毛细血管的收缩，很可能会使经血凝滞在体内。

4. 减肥药

在行经期服用此类药，容易造成盆腔充血。很多减肥药都含有泻药成分，从而达到降低食欲、加强肠胃蠕动的目的。如果女性在经期服用此类减肥药，容易出现盆腔充血的状况，导致月经不调、痛经、闭经、多尿、小便不易，与此同时，还会出现忧虑、焦躁、紧张等情绪上的异常。当然，在行经期间也不能服用泻药。另外，能够加强胃肠蠕动的吗丁啉也应该小心服用，或者禁服。

5. 抗生素类药物

在行经期服用此类药，容易造成机体功能障碍。在任何时候，胡乱服用抗生素，都会对人体的抵抗力造成不良影响，造成机体功能障碍。特别是在行经期间，此时如果感冒，并大量服用抗生素类药物，就会伤害到心脏，使经血出现逆流，造成月经紊乱，甚至引发子宫癌。

药物是一把"双刃剑"，它一方面对疾病有治疗作用，另一方面也可能因为使用不当对身体造成伤害。所以大家用药的时候一定要谨遵医嘱，这样才不会错误用药。

女人小助理，你的问题我来答

女人在行经期时的经血颜色和经量也是不断变化的，透过这些也能发现女性的身体状态。下面解答女性朋友关于此类问题的常见疑问。

问题一：月经在前几天是暗红色，但是最后几天变成褐色了，这样正常吗？

回答：这样的现象是正常的。女性的月经是脱落的子宫膜，并且还混着一些血液。子宫膜不是一下子全部脱落的，是一点点进行的，到最后，子宫膜已经没剩多少，再加上血液在体内停滞的时间比较长，月经流出到体外后，就变成了褐色，其中混杂着白带。

问题二：女人每个月的月经量应该在什么范围内才是正常的呢？

回答：一次月经量应该在 60 毫升以上、80 毫升以下才属正常。月经量正常的女性，在行经期间平均每天需要更换 4 ~ 6 片卫生巾，一个周期所使用的卫生巾不能超过 20 片。如果每次行经期间使用了 10 片或者 30 片卫生巾，就可能属于月经不调了。

问题三：月经量突然在某一个月增加了很多，这是怎么回事呢？

回答：这要根据女性身体的具体情况来分析。如果月经量急剧变多，很有可能是因为体内出现了子宫纤维瘤。这种肿瘤附着在子宫壁上，一般情况下，不会对人体有害，但是它会导致经血过多，最终使患者出现贫血。而且，也有可能会导致子宫内血管不流通，甚至变成恶性肿瘤，不过，这种概率很低。

如果月经量大量增多，同时还出现了剧烈的痛经，可能是患上了盆腔炎。这种疾病一般是由衣原体细菌所致的。除此之外，在性交后发现阴道出血，也有可能是患上了盆腔炎，应该及时到医院进行诊治。

问题四：我今年 25 岁了，去年结的婚，最近一年我一直有月经不调的症状，这会影响我怀孕吗？

回答：大部分不孕的女性都出现了月经不调的症状，但是月经不调不一定会造成不孕。在临床上发现，有 50 种左右的疾病会造成月经不调，如果只调理月经，从表面来看，月经是没有问题了，但是真正的病因并没有得到解除。所以，出现月经不调的女性应该及时到医院做内分泌检查，找到月经不调的真正原因，因为月经不调很容易使排卵不正常，从而不利于怀孕。此外，总是不孕的女性，应该带着自己的另一半一起到医院检查，以排除精子的原因。

问题五：在两次月经之间，偶尔会出现流血的现象，这是一种病吗？

回答：这种现象在医学上叫作"突破性出血"。偶尔出现这种现象没有必要太过担心，这是由于月中时体内激素变少所致。但是如果连续几个月都出现了流血现象，而且量越来越大，就会导致慢性失血、贫血，不仅耗损身体，还有可能会引发其他疾病。在出现这种问题后，女性朋友应该马上到医院做检查，及时治疗。

问题六：从来没有服用过避孕药，也未曾做过人流，但是每个月的月经量都不是很多，而且经期只有两三天，小腹偶尔会出现疼痛感，这是怎么回事呢？

回答：导致月经量少的原因有很多，必须到医院进行检查才能知道。最普遍的原因有不排卵、各种激素分泌异常等，还有可能是子宫内膜出现了问题，比如子宫内膜结核导致的内膜病变或人工流产、刮宫所导致的子宫内膜薄等。所以必须到医院做以下检查来了解月经量少的原因。

（1）通过验血了解体内各种激素水平是否正常，并测量基础体温两三个周期，以弄清有无排卵。如果内分泌不正常或无排卵，应该根据哪种激素不正常或是否要求怀孕等不同情况进行治疗。

（2）通过做结核菌素实验、血沉检查以了解有无结核活动。如果有结核活动，应该进行抗结核治疗。

如果以上检查都没有异常，就没有必要担心了。

看了上面的问答，可能大家心中已然明了。虽然我们的书中对于各类女性问题都有较好的解答，但是在身体出现异常的时候，女性朋友还是应该及时与医生进行沟通，让医生给您一个最满意的答案。

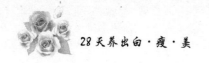

第6天，关键的保养时期，将妇科疾病"拒之门外"

◆ 身体健康很重要，性爱之事应推迟

在经期进行的第6天，女性体内的雌性激素已经开始下降，雄性激素开始上升，一直达到最大值。而因为雄性激素的存在，女性的性欲会有一定的提高。所以，在这一天，女性十分想和自己的另一半亲热。但是，女性朋友可不可以在经期快要结束的时候"放纵"自己呢？

从生理方面来说，女性在这个时候进行性交，很容易会使身体受到伤害。所以，不管自己的性欲多么强烈，女性也应该努力克制自己。

那么，在此时进行性交，会给身体带来哪些伤害呢？

第一，容易出现性冷淡。此时，女性会受到内分泌的作用，导致大脑的兴奋性不高，而且还会出现疲乏、郁郁寡欢、急躁等不良情绪。因为受到这些不良情绪的影响，女性在与伴侣亲热的过程中很难得到快感，长时间如此，女性很容易出现性冷淡。

第二，容易造成月经无规律。在月经期间，女性子宫内膜会大面积充血，如果此时和丈夫进行亲热，身体的神经就会受到刺激，从而使子宫出现收缩的状况，加重盆腔的充血情况，进而导致月经无规律，出现月经量变多、经期时间长、乳房肿痛、严重腰酸等症状。

第三，容易引发炎症。在平时，女性的子宫颈管内有大量的宫颈黏液，可以有效阻止阴道中的分泌物流进子宫，对子宫起到保护的作用。但是月经来后，子宫口就会打开，而这种黏液也会随着经血留到体外。与此同时，子宫内膜正在脱落，从而使子宫内膜出现伤口，此时进行亲热行为，可让细菌乘虚而入，引起子宫内膜炎，严重的还会导致盆腔炎等疾病，其中有些疾病是很难治愈的，会对女性的一生造成巨大的影响。

第四，引发泌尿系统感染。女性的盆腔在经期会大面积充血，身体的免疫力会有所降低，因此，在行经期间进行亲热行为，会增加患上泌尿系统疾病的概率。而且经血、白带、精液都含有不同数量的细菌，这些物质进入阴道后，很容易导致尿频、尿痛、尿血等现象。

第五，经期进行性行为也有损男性健康。在月经期间进行亲热行为不仅会对女性的身体百害而无一利，而且对男性的健康也会造成影响。在性交过程中，女性月经分泌物会进入男性的尿道中，很容易引起尿道刺激症状。

所以，女性在行经期间，不管是为了自己，还是为了另一半的健康，都应该避免亲热行为，以免造成不可挽回的后果。

◆ 健康洗内裤，保障女性健康

女性朋友每天要做的一件事就是清洗内裤。正是由于这件事已经成为每天的必做事项，因此女性朋友往往会忽略了它的重要性，更不注意自己的洗衣方式，很多女性干脆就将其丢到洗衣机里与其他衣物一块混洗。其实，洗内裤的最正确最健康的方式就是手洗。

以下就为女性朋友们介绍一下正确的、健康的洗内裤方法。

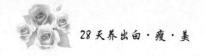

1. 保证内裤每天换、每天洗、及时洗

有些女性虽然每天换内裤,但会积攒几条后一起洗,这是错误的生活方式。让换下的内裤过夜,容易滋生细菌,且增加清洗的难度。

2. 内裤一定要单独手洗

内裤切忌与其他衣物一块儿混在洗衣机内清洗,这会使你的内裤沾满细菌。正确的清洗方式应当是将内裤单独手洗。最好准备一个盆子专门用来洗内裤。内裤一般相对较小,为增加摩擦密度,清洗时可以用拇指与食指捏紧,细密地搓弄,这样才洗得干净、彻底。

3. 内裤要用肥皂清洗

洗内裤时要用肥皂,而不要用洗衣粉或者洗衣液。

4. 切忌直接暴晒洗净的内裤

洗干净的内裤,应先在阴凉处吹干,再置于阳光下消毒。否则,内裤容易发硬、变形。

内裤是女性最私密的朋友。善待它们,它们会给你带来健康,而不注意它们的卫生,那么它们也将会为你带去疾病。尤其是在月经期间,女性朋友更要注意内裤的干净卫生。在行经期间,女性的抵抗力较弱,这时如果不注意内裤的卫生就会容易感染各种妇科疾病,损害女性的健康,影响女性的生活。所以,女性朋友应当正确地清洗自己的内裤,洗出自己的健康和美丽。

女人小助理,你的问题我来答

一旦涉及隐私问题,很多女性都是闭口不谈,这些问题都是女性非常关心但是却难以启齿的。我们将这些问题中较为重要的几条提炼出来,给女性朋友做一个参考。

问题一：女人在经期第6天有性行为，之后阴道流出一些褐色物体，而且在很长一段时间都不消失，这是患上了妇科疾病了吗？

回答：这种情况属于阴道炎症。在经期第6天，月经还没有结束，子宫还处于打开的状态，此时进行性行为容易弄伤子宫，导致子宫流血，引发子宫内膜炎、宫颈糜烂等病症，甚至还会造成不孕。在性行为过后出现上述症状之后，应马上到医院进行检查，尽早治疗。

问题二：连续两个月与另一半在经期进行性行为，导致很长时间没有来月经，经过检测排除了怀孕的因素，应该怎样解决这个问题呢？

回答：要避免在经期进行性行为。如果已经排除了怀孕的因素，应该立即到医院做妇科和B超等检查，确诊月经周期延长的原因，然后再有针对性地进行治疗。

问题三：月经结束后多长时间可以进行亲热行为？此时不采取避孕措施会怀孕吗？

回答：最好在月经结束的第3天进行，此时子宫开始恢复平时状态，女性的身体状态比较好，而且通常不会怀孕。

问题四：在每次来月经的前两天，都会感觉"性"趣盎然，很想进行性行为，但是会不会导致妇科病呢？

回答：性欲增强，可以用爱抚代替性行为。当月经快要来潮时，女

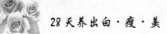

性骨盆内组织的血液流速会加快，使组织大部分处于充血的状态，导致性欲增强。此时，女性的身体会有些发热，乳房会坚挺起来，心里比较激动、兴奋，这都是正常现象。所以不用把自己的欲望压在心里，告诉另一半，让他多加爱抚，也可以缓解过强的性欲。

有问题就需要解决，无论是哪方面的问题，大家都应该注意其中的细节。每天都应该保持良好的心态，保持良好的精神状态。

第7天，经血虽若有若无，经期呵护却要进行到底

◆ 清洁身体，准备和经期说"拜拜"

月经马上就要结束了，确实让人兴奋，这一天，女性会沉浸在快要"彻底解放"的快乐之中。等一等，先不要急于高兴，把自己的身体清洁一下吧。在月经即将结束的最后一两天，阴道、子宫等还没有完全恢复到平时的状态，体内还会残留一些经血，此时一定要注意清洁问题。

首先，保持阴部干爽。在小便或者大便之后，要将阴部擦干，不可让阴部潮湿，否则容易滋生细菌。如果阴部只有少许血迹，则可以不用卫生巾或护垫，直接穿着内裤，让阴部"呼吸"一下新鲜的空气，对于血迹，及时清洗就可以了。

其次，洗澡时，女性朋友最好能采用淋浴或擦浴。月经期子宫内膜脱落，宫腔留有创面；宫颈黏液被经血冲出，宫颈口微微开放；阴道内有经血停留，是细菌的良好培养基。以上导致生殖道局部的保护性屏障作用暂时遭到破坏，再加上月经期全身抵抗力下降，盆浴时，污水及阴道中的细菌便可能经宫颈管上行至宫腔而引起感染，所以应该禁止。

最后，洗澡后不要急于穿内裤。通常，我们在洗澡后就会马上将内裤穿上，但是，这样的做法并不健康，潮湿的阴部被内裤包裹起来，很

容易滋生大量细菌。所以，如果有可能，女性朋友在洗澡后先不要穿内裤，在房间中走动一会儿，当阴部被风吹干后再穿内裤。

总之，在经期的最后一天，女性朋友不可忽视清洗的细节工作，这样才能让自己清清爽爽地度过那一段让你紧张的时期。

◆ 告别"好朋友"之际，正确呵护私处

在日常生活中，很多女性认为每天仅清洗外阴是不卫生的，一定要将阴道也冲洗干净才可以，这样才能远离妇科炎症。于是，就出现了这个问题："为什么每天都将阴道冲洗得很干净，还会患上阴道炎呢？"

事实上，导致阴道炎发生的正是这种很"卫生"的清洁方式。女性阴部的生理解剖结构非常特殊，外阴部存在大阴唇和小阴唇，两个阴唇相互闭合，可将细菌、病菌等外邪抵挡在阴道外，而且阴道还有自动清洁的能力。在阴道内生存着大量的菌群，而且种类繁多，其中最重要的菌群为乳酸菌，因为它的存在，女性阴道内的环境才得以维持酸性，从而阻碍致病菌的滋生繁殖，将阴道内的菌群维持在平衡状态，保护阴道的健康和卫生。而每天清洗阴道内部会打乱阴道内的菌群平衡，使酸碱度发生变化，从而导致病菌的滋生繁殖，使女性患上阴道炎。

免疫力下降、糖尿病、妊娠期、过多使用抗生素等因素同样可以引发外阴炎、阴道炎。另外，在公共场所泡温泉、游泳、洗浴等，也有可能会招惹上病原菌。如果女性朋友的性伴侣不固定，还会导致多种性病。

女性的阴部如此脆弱，在月经即将结束时，女性朋友应该怎样对私处进行护理呢？身体健康、阴部不存在不适感的女性可采纳以下建议。

（1）用温水对外阴进行冲洗，两三天进行一次。不要每天都对阴道内部进行清洗。最好使用流水冲洗阴部，不能用流水的，可以购买一个

阴道冲洗器，这样也可以达到相同的目的。清洗外阴的顺序不能乱，应该是由阴唇开始，再清洗阴道口，最后清洗肛门。如果女性朋友每天都洗澡，可顺便将外阴冲洗一下，不用单独清洗。

（2）过夫妻生活的女性，在每次进行亲热行为前，都应该清洗一下外生殖器。另外，不要有过多的性伴侣，当对方的外生殖器发生炎症时，最好避免与其进行亲热行为，如果无法避免，可使用安全套。

（3）行经期间要勤换卫生巾。在挑选卫生巾时，最好选择比较透气的。当月经即将结束时，不要垫护垫，要经常更换内裤。

（4）贴身衣物要购买棉质的，而且在清洗时应与其他衣物分开，并放在太阳下晒干。患有脚气的女性，睡觉的被褥铺放顺序不能乱，每次都应该一样，并将贴身衣物放置在远离脚的位置。

（5）在日常生活中，被褥要勤清洗、勤晾晒，居室不可总是密封，要经常通风。

日常生活的小细节极容易被女性朋友所忽视，但是这些细节关乎女性生理卫生的安全。生活中多勤奋，多动一动手，会让您不用担心"隐私"问题。

女人小助理，你的问题我来答

女性朋友在经期可能出现其他的疾病，如何防范这类问题呢？下面的问题，女性朋友不妨看一看，做到有备无患。

问题一：行经期间出现了偏头痛，持续了两天，这是怎么回事呢？应该怎样消除疼痛呢？

回答：导致经期出现偏头痛症状的因素有很多，比如食物因素、精

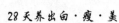

神因素、心理因素等。想要消除经期偏头痛，饮食方面可以采用以下两种方式。

（1）摄入钙质和维生素D。这两种物质都可以起到减轻头痛的作用，女性朋友可多食用绿色蔬菜和豆类食物。如果摄入维生素D，每日只需摄入5微克即可。在补充钙质时需要注意，不要触碰咖啡、烟草。

（2）多摄入镁。摄入足量的镁，可以改善女性在经期出现的偏头痛症状。在食物当中，紫菜中的镁含量是最多的，此外，小米、玉米、黑豆、芝麻、花生等食物都含有一定量的镁。

问题二：月经疹是什么？有什么方法可以预防吗？

回答：月经疹是一种过敏现象。在行经期间，女性体内的性激素水平会降低，皮肤也会变得敏感，此时很容易出现过敏现象。如果想远离月经疹，女性朋友应该在月经到来的前7天开始服用维生素C，每天服用3次，每次0.2克即可。

问题三：在行经期间摔倒了，可以使用红花油吗？

回答：小心使用。红花油可以治疗跌伤，但是具有活血的作用，如果在经期擅自使用，很可能会导致经量变多，引起缺铁性贫血，出现头晕、面色苍白等症状。

这些问题可能有些女性朋友并没有注意过，但是了解这些情况对女性朋友是极有好处的。在生活中多一些防范，少一些误导，对日常护理非常有帮助。

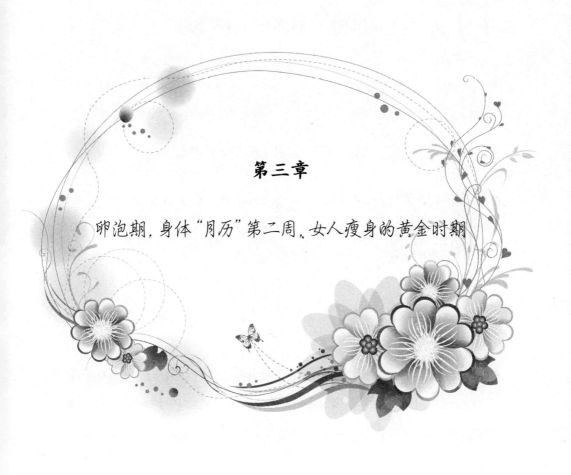

第三章

卵泡期，身体"月历"第二周，女人瘦身的黄金时期

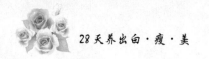

第 1 天，经期虽过，补血培元仍重要

◆ 别挑"肥"拣"瘦"，补血时少了谁都不行

有的女人爱肉爱到疯狂；而有些女人却将肉类食物视为"敌人"。从健康的角度来看，以上两类人的行为都是不可取的。

根据颜色来划分，肉类食物可以分为红肉和白肉，红肉有牛肉、羊肉、驴肉、猪肉等，白肉有鸡肉、鱼肉、鹅肉等。正确食用这两种肉类，可以使女性的补血"工作"更加顺畅。那么，在月经刚刚结束后，女性朋友应该怎样食用肉类呢？

从健康的角度来看，人们应该多吃白肉，少吃红肉。但是，对于需要补血的女性而言，应该多食用一些红肉，因为红肉中的铁质丰富，而且很容易被人体吸收，对补血很有帮助。在月经结束后，女性体内营养物质的含量都会有所降低，其中就包括铁质。红肉含有丰富的铁，女性在经期后食用最合适不过。

食用红肉虽然可以补血，但是其中较高含量的脂肪却令女性朋友们望而生畏。事实上，这种担心是没有必要的，对于女性而言，每天都需要食用 100 克的红肉，只要食用不过量，不会让体形发胖。而且，如果将烹调方式改变一下，食用红肉也可以只摄取少量脂肪。在烹调红肉时，女性朋友可以选择蒸、煮、焖等烹调方式，这样可以减少一部分脂肪的摄入。

大家要注意，不能用白肉代替红肉来补血，但是也不能完全不吃白肉，因为适量食用白肉，可补充蛋白质，提高人体的抵抗力，加强人体对红肉中的营养物质的吸收。所以，对于补血来说，红肉一定要吃，白肉也不能忽略。

◆ 不可小视蔬菜，补血"高手"藏匿其中

提到蔬菜的作用，大多数人可能认为，蔬菜只能为人们提供维生素。事实上，食用蔬菜还可以起到补血的作用。很多蔬菜都含有铁元素、胡萝卜素等营养物质，不仅可促进食物的消化与吸收，还可以协助补血。所以，女性朋友们应该利用好蔬菜中的补血"高手"。

那么，有哪些蔬菜对补血很有帮助呢？

1. 菠菜

在血红蛋白中，铁元素扮演着重要的角色，女性在行经期间；会流失很多铁质，而菠菜含有大量的铁元素和胡萝卜素，对于刚刚经历过月经的女性而言，菠菜是一款很不错的补铁食物。

但是，女性朋友想要从菠菜中得到充足的铁质，需要掌握一些技巧。因为菠菜富含草酸，当其与铁质结合后会发生沉淀，降低人体吸收铁质的概率，影响铁质的作用。因此，在食用之前，应将菠菜放在沸水中烫一下，这样一来，菠菜中的草酸就被消除了。

此外，在食用菠菜时，可以与番茄搭配在一起，番茄含有大量的维生素C，能够使人体更好地吸收铁质，还可以加强人体的新陈代谢，对皮肤十分有益。

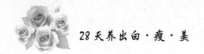
2. 南瓜

《本草纲目拾遗》认为南瓜"食之滋津益血",可见,南瓜在很早就被我们祖先当成了补血的蔬菜。南瓜的营养价值丰富,除了含有大量的胡萝卜素、维生素、蛋白质等物质外,它还含有钴、铁和锌元素。其中的钴是组成红细胞的成分之一,可加强人体的新陈代谢,促进人体造血;锌是肾上腺皮质激素中的成分,有锌的存在,成熟的红细胞才能生成;铁质则是制造血红蛋白的基本微量元素。这些都是补血的好原料。

3. 胡萝卜

胡萝卜素有"小人参"之称,它含有B族维生素、维生素C、胡萝卜素以及大量的铁质,所以有一定的补血作用。食用时,若想最大限度地发挥它的补益作用,女性朋友最好不要生吃,因为胡萝卜中的胡萝卜素是脂溶性物质,没有油脂的存在,它很难被溶解,也不利于人体吸收。所以,在食用胡萝卜时,女性朋友可以将其与肉类食物烹调在一起,也可以对其进行炒制,这样胡萝卜素才能更好地被人体吸收。如果女性朋友不喜欢由胡萝卜制成的菜,可以将其切成丝,煮成汤来饮用。

4. 茼蒿

《本草纲目》认为茼蒿可"安心气,养脾胃,消痰饮,利肠胃"。确实是这样的,茼蒿含有丰富的营养物质,其中所含有的钙、铁、铜与菠菜相差无几,所以,茼蒿也可以对女人起到很好的补血作用。

此外,茼蒿还含有胆碱等物质,可加强胃肠蠕动,使维生素、微量元素更好地被人体吸收。

5. 发菜

发菜属于藻类植物,形状很像人乱糟糟的头发,虽然看起来不美观,但是却有着很高的营养价值。发菜含有大量的铁、钙、藻胶、藻红元等营养成分，如果将其制成汤品或菜品，可起到很好的补血效果。

除了以上5种补血食物外，女性朋友还可以多食用一些黑木耳、金针菇等，也能起到补血效果。在补血的过程中，女性朋友应该尽量避免饮用浓茶，因为茶中含有的鞣酸在进入人体后，会影响铁质的吸收和利用。另外，在此期间也不要喝牛奶，它可与胃酸中和，有碍于铁质的吸收。

女人小助理，你的问题我来答

月经期间，女性朋友会流失一部分血，对于身体虚弱或本身就贫血的女性而言，这无疑是雪上加霜。因此，月经过后，很多女性都会选择补血，其中阿胶、红枣是大家公认的补血佳品。但是事实真是这样的吗，食用的时候有哪些禁忌呢？

问题一：女人可以在月经期间吃干红枣吗？多吃红枣真的可以补气养血、强身健体吗？

回答：在月经结束后食用红枣确实可以起到补血的作用。中医认为，红枣是最常见的一种药食同源食物，味甘性温，经期过长或月经量过多的女性，经常食用红枣，可以改善面部无血色、手脚冰凉的状况。通常来说，食用煮过的红枣是最好的，因为这样做不仅可以保持红枣的功效，还可以有效避免生吃带来的不良反应。

但是，女性朋友应该注意，不要在行经期间食用红枣，红枣口味甘甜，多食会生痰湿，使体内存积过多的水湿，很容易导致月经量过多，从而影响身体健康。

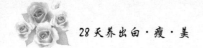
问题二：听朋友说，夏天不能吃阿胶，真的是这样吗？

回答：冬季是食用阿胶最好的季节，不过夏天也可以吃。阿胶的属性偏热，如果在夏季食用一定要掌控好量，食用过多，会导致上火，从而出现大便不畅、口干舌燥、身体发热等症状。

问题三：阿胶是不是越新鲜的就越好？

回答：不是的。通常来说，产品的新鲜度越高，品质就越好，但是阿胶必须要经过长时间储存才会有好的品质。放置时间长的阿胶，浸泡在水中很容易溶化，补血功效也会比较好。

对于女人来说，月经是非常重要的，因此在月经过后多吃一些红枣、阿胶，是对自己身体的有效保护。

第2天，经期减肥不可行，经后减肥在今日

◆ 食谱中多一款五谷杂粮，减肥时多一份功效

吃得多，排得少，身上自然会贴上一层层肥肉。想让自己更瘦一些或是保持苗条的身材,女性朋友就应该将每天摄入的热量在当天消耗掉，但是，怎样才能做到这一点呢?

运动是减肥必需的一项任务，除此之外，你还需要一件"法宝"，那就是五谷杂粮。随着生活条件的日益优越，人们的主食也变得越发精良，对于五谷杂粮也越来越不屑一顾。但是，从营养角度来衡量，五谷杂粮应该作为每天饮食的基础，它比精米、精面的营养价值更高，而且粗粮的脂肪含量相对较低，经常食用有明显的减肥效果。

下面我们就给女性朋友们介绍几款较为典型的五谷杂粮。

1. 糙米

我们平常所食用的雪白柔软的米饭都是精米，它们仅保留了胚乳，而将其余部分全部脱去。相对精米而言，脱壳后仍保留着一些外层组织的叫作糙米。糙米因为没有经过精加工，其中的维生素、蛋白质、纤维素等物质被完好地保存了下来。糙米是肠道最得力的清洁"助手"，因为它保留了大量的膳食纤维，可促进肠胃蠕动，预防便秘，对减肥十分

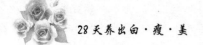

有益。

虽然糙米的减肥功效很好，但是口感较粗，有些人可能吃不习惯。在食用时，可以将糙米与大豆、薏米、精米等食物混合在一起，这样一来，胃肠功能可以得到养护，也有利于肠道保持稳定的酸碱值。在煮糙米时，最好多倒入一些水，当糙米不再硬后，将糙米中的水倒出，再将糙米继续煮。糙米水可以留下来饮用，因为其减肥和美容的效果显著。

2. 燕麦

燕麦含有大量的植物纤维，可以促进肠道蠕动，使肠道更加干净，还可以调节人体内糖类和脂肪类的代谢，并有效改善血液循环，对人体健康十分有益。此外，燕麦中的热量非常少，想要减肥的女性可以多食用一些。

女性朋友们可以将燕麦制成早餐，对减肥大有益处。燕麦最好的吃法是与牛奶一起煮，牛奶的营养丰富，但热量较高，与燕麦搭配在一起食用，可减少对脂肪的摄入，阻碍人体发胖。在选择牛奶的时候，最好选择脱脂的，尤以不含糖分者为宜，这样更有利于减肥。此外，在煮制的过程中，要注意不要让牛奶沸腾起来，以免破坏掉其中的营养成分。

3. 玉米

玉米含有大量的粗纤维，在进入人体后，可促进胃肠蠕动，使人体内的胆固醇减少；玉米还含有丰富的镁，使肠壁的蠕动更快，有利于机体排出"垃圾"，从而起到很好的减肥效果。在玉米的身上，不是只有玉米粒才是减肥的好食物，玉米须同样也是，可通利小便，帮助减肥，可将玉米须泡水代茶饮用。

女性朋友想要减肥，可以在平时将玉米煮后食用，也可以制成玉米饼、玉米糕等糕点，这些食物容易让人产生饱腹感，而且其中所含有的热量

不高，女性朋友多食用一些也无妨。另外，玉米还含有大量的维生素 E
等物质，长期食用，可保持女性苗条的身材，还可以让皮肤更加细腻嫩滑。

4. 红小豆

红小豆含有石碱酸，可以起到通利小便、改善水肿的作用。而且，
红豆还含有纤维素，可帮助身体排出废物，从而帮助减肥。此外，红小
豆中的铁质还可以加强血液循环，有补血作用，使女性面容红润。

5. 红薯

红薯的热量和脂肪含量都比较少，但是营养价值非常高，含有大量
的维生素、微量元素、纤维素等营养物质，可以为胃肠的蠕动提供动力，
促进体内废物的排出，而且红薯中的纤维结构很难在肠道中被分解吸收，
可防止多余的糖类转变成脂肪。所以，红薯是一款美味又廉价的减肥食物。

此外，红薯还含有一种物质，与性激素很相似，女性朋友长期食用，
可靓颜美肤，延缓衰老速度。食用红薯可以采用多种方式，比如煮成红
薯粥，烤着吃，蒸着吃。烤红薯不一定要用炭火，可以将红薯放进微波
炉或烤箱中烘烤。

6. 芝麻

芝麻含有大量的维生素 E，可抑制人体内的自由基，达到美容靓颜、
延缓衰老的效果。而且芝麻和其他粗粮一样，也可以促进排便，从而达
到减肥的效果。

五谷杂粮是女性的好朋友，经常食用对身体也是很有帮助的，可以
让女性变得越来越美丽。

◆ 巧吃零食，减肥不再是煎熬

无论女人的年龄有多大，零食永远是她们的最佳"伙伴"。对于这个"伙

伴"，女人可谓是又爱又恨：贪图零食的美味，却又不得不面对贪嘴造成的身材"悲剧"。于是，有的女人为了减肥，坚决地和零食划清界限，事实上，零食并不是绝对不能吃的，只要选择正确，吃零食也可以得到健康和好身材。

依据零食的营养等级，我们可以将零食分为 3 个级别，它们在食用上各有不同。

1. 不吃高糖、高盐、高热量类零食

这类零食包括薯片、炸鸡、奶油蛋糕、膨化食品和方便面等。大部分女性对这类食物都比较喜爱，但是它们是最不健康的。比如油炸食品，它们都需要经过高温炸制，这样一来，食物内的部分成分就会变性，而且油炸食品所用的油大多都是多次使用的，很容易因为发生化学反应而产生有害物质。另外，油炸食品都含有较高含量的油脂，容易导致人体发胖。因此，对于这类零食，女性朋友们应该敬而远之。

2. 少吃中等脂肪、盐、糖类零食

这类零食包括牛肉干、红薯干、奶片、饼干、月饼、葡萄干、海苔片等。这类零食，女性可以适量食用一些，因为适量食用这类零食对人体的健康有益。

比如葡萄干，适量食用可以起到补血益气的作用，在冬季容易四肢冰凉的女性，可以在平时食用葡萄干，能缓解手脚冰凉的症状。特别是在行经期间，适量的葡萄干有利于直肠的健康状况，缩短"垃圾"在体内停滞的时间，并有效减轻盆腔的压力，使痛经引发的腹胀、腰酸等症状得到缓解，这全部得益于葡萄干中的糖分、纤维和酒石酸等成分。葡萄干这么好，为什么不能多吃呢？因为葡萄干中的糖分较高，食用过多，容易发胖，并且导致糖尿病。

再比如海苔，在超市中所售卖的海苔零食也有一定的营养，它含有大量的维生素、蛋白质、矿物质，而且它属于低脂肪、低热量、高纤维食品，对女性朋友而言，是一款既解馋又不会长胖的食品。不过，海苔也含有大量的盐分和味精，不适合经常食用。

总之，这类零食，女性朋友要谨慎选择，并适可而止，不要一次性食用过多。

3. 多吃低盐、低脂、低糖类零食

这类食物包括水煮蛋、无糖或低糖燕麦片、煮玉米、全麦面包、豆浆、烤黄豆、纯鲜牛奶、纯酸奶、大杏仁、松子、蒸或烘烤的红薯以及不加糖的鲜榨果汁。长期食用这类零食对身体健康有益，女性朋友可以多食用一些。其中以粗粮和全麦食品最佳，这两类食物几乎不含脂肪，而且热量很低，含有大量的纤维质，可加强胃肠的蠕动，清除残留在肠道内的"垃圾"，从而起到减肥的作用。想要减肥的女性朋友，不妨将你的零食柜全部装满这类零食吧。

很多女性朋友不注意零食的食用时间，有的人早上起来就开始吃零食。其实，最好不要在早上空腹进食零食，因为，这样会妨碍人体对早餐中营养物质的吸收。食用零食最佳的时间有以下3个。

1. 用完早餐后的两小时

在这段时间内，女性朋友可以食用一些脂肪含量少、热量低的零食，比如红薯干、海苔片等，为自己补充一些能量。此外，这样做还可以避免午餐进食过多。

2. 下午 2-5 点之间

在这个时间段，女性是最容易感觉到饥饿的，因为身体的能量和精力被消耗了很多，身体疲惫、精神不集中，工作效率也会降低，所以，

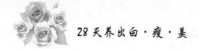

此时可以食用一些红薯干、海苔片、酸奶或水果等零食来补充一下能量。

3.看电视或玩电脑时

在与电脑和电视为伴时，不妨吃些核桃、腰果等坚果类零食及大豆，这类食物富含维生素E，可以抵抗辐射，而且在咀嚼食物的过程中，还可以使面部的肌肉、眼睛四周的肌肉运动起来，有利于保护视力。

总之，正确地食用零食，可以让女孩子们吃出健康，吃出美丽。

◆ 享受瑜伽的魅力，甩掉肥油油的脂肪

卵泡期的第2天，女性体内的性激素水平相对较高，对脂肪的代谢转化非常有利，如果我们利用这段时间制订好减肥计划，就一定会取得很好的瘦身效果。

大部分女性的身材不好，不是因为腿粗，就是肚子肥，或者臀部宽大……其余部位还算"合格"，那么，怎样利用这段时间将自己的身体塑造完美呢？女性朋友们不妨在家中做做瑜伽运动，不需要花费一分钱，只要有一小块地方就可以进行。

那么，减肥瑜伽需要怎样做呢？

1.减肥部位：腹部和臀部

具体动作如下。

（1）坐在椅子上，两脚分开，放在地面上。

（2）双手用力扶在椅子边缘，将双腿抬起，与臀部位于同一水平线上。

（3）维持这一姿势，双腿合并。

（4）放下双腿，恢复到初始状态。反复进行5～10次。

2.减肥部位：手臂、腹部、背部和腿

具体动作如下。

（1）自然趴在床上，后背绷紧，用前臂和脚趾支撑身体，颈部与背部要保持在同一水平线上。

（2）将臀部向上抬起，和身体形成一个"V"字状，头置于两臂之间。

（3）坚持一段时间，随后放松，恢复到初始状态，反复进行5～10次。

3. 减肥部位：腰部和背部

具体动作如下。

（1）自然站立，将双脚岔开，与肩同宽，双臂向上抬起，放在背部，成交叉状，右手触及左肩，左手触及右肩。

（2）腹部收紧，下身保持不动，向右侧转动身体，保持5秒钟，恢复到中心位置，再向左侧转动身体，反复做5～10次即可。

4. 减肥部位：腰部和腹部

具体动作如下。

（1）面部向下，身体趴在床沿上，左脚置于地面，并使左脚尖与肩部保持在一条垂直线上，将右腿向后舒展，挺起胸部，双手支撑起身体。

（2）将右腿抬起，同时用右手触摸右腿，然后抓住踝关节，坚持5秒钟，将右腿恢复到初始位置，交换重复进行5～10次即可。

5. 减肥部位：腹部、大腿和背部

具体动作如下。

（1）自然站直，双脚合并，从臀部开始使身体慢慢向下弯曲，两手指尖碰地。

（2）左腿向后抬起，如果能力有限，可将右膝微微弯曲一些。

（3）坚持这一姿势5秒钟，将左腿放下，做右腿动作，然后反复进行5～10次即可。

以上动作做起来并不难，但是要每天坚持才会有效果，这样不仅身

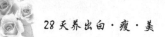

材会越来越好，皮肤也会变得更光滑细嫩。

女人小助理，你的问题我来答

减肥是一件让女性朋友非常头疼的事情，但是又不得不去面对。有一部分女性朋友容易在减肥问题上出现误区。我们总结了一些常见的减肥问题，帮您答疑解惑。

问题一：有哪些食物既可以帮助减肥，又可以满足口欲？

回答：目前被认定的减肥瘦身食品有13种，分别是牛奶、苹果、香菇、海带、燕麦、葡萄、大蒜、玉米、韭菜、胡萝卜、牡蛎、冬瓜、洋葱。此外，想要消脂减肥，食用富含纤维素、果胶和维生素C的果蔬也可以，比如芹菜、山楂、柑橘、螺旋藻等。

问题二：在所有的减肥方式中，针灸减肥带给人们的痛苦较小，而且没有副作用，不用忌口，很多嘴馋的女性都很喜欢这种方式。但是，每个人都适合这种减肥方式吗？

回答：出现肥胖的人通常有两种情况，一种是病理性肥胖，另一种是生理性肥胖。病理性肥胖人士在经过针灸之后，可以使病情得到缓解，从而起到瘦身的效果，而生理性肥胖人士想要通过针灸法瘦身是不大可能的。如果女性朋友身上的"肥肉"是从成年后开始出现的，则可以使用针灸法瘦身，效果比较明显。特别是腹部脂肪较多的人，通过刺激穴位，调节经络，有助于减掉腹部的脂肪。

问题三：喝豆浆可以瘦身吗？饮用时间有没有限制？

回答：豆浆的瘦身功效比较好，它含有大量的纤维，可以有效消除便秘问题，加强肠胃的蠕动，使小腹恢复平坦。此外，豆浆还可以利尿、发汗，在减肥期间多喝一些豆浆，可帮助体内排出水分，避免出现水肿，还可以将一部分热量带走。

早上刚起来就喝豆浆是不提倡的，最好还是先喝一杯水，将血液浓度降低，在吃东西时喝杯豆浆，这样一来，豆浆中的营养物质才能更好地被人体吸收。

问题四：吃了减肥药后总是拉肚子，不知道这样通过泻药瘦身的方法对身体伤害大不大？

回答：尽量不要用这种方法减肥。泻药通常是用来治疗便秘的。如果服用泻药的目的仅仅是减肥，就可能会因为频繁腹泻而出现虚脱现象，甚至还会出现腹痛、恶心、呕吐等症状。经常腹泻还会使电解质异常，缺少矿物质、维生素，产生脱水等不良后果。这种减肥方法，一旦停止服药后，体重可能马上就会反弹，因此，想要减肥还是用运动结合饮食的方法，泻药会让体内的营养全部"泻"光。

问题五：市场上有各种各样的美体塑身内衣，可不可以采用这种减肥方式呢？

回答：最好不要使用。商家用强弹性纤维材料或者化纤类织物制成了紧身衣，然后美其名曰为"美体塑身内衣"，还宣传它可以塑腰、收腹、瘦腿。虽然在穿上这件内衣后，感觉脂肪被藏了起来，但是它会令人呼吸不顺畅，身体非常受束缚，不仅令人感觉难受，还容易导致皮炎、

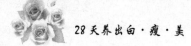

细菌滋生，甚至会引起盆腔炎等妇科疾病。所以，爱美的女性还是不要穿这种塑身内衣了。

　　了解了这些，有助于你走出减肥的误区，塑造自己满意的身材，从而散发出迷人的魅力。

第3天，经后第3天，妇检黄金日

◆ 全身检查很重要，妇科疾病休猖狂

对于女性而言，爱护自己的最简单的方式就是给身体做定期检查，当得知身体状况一切安好后，才能更好地享受生活，爱护亲人。通常情况下，女性不可在行经期间检查身体，因为此时身体会受到激素的影响，乳腺、阴道等器官的检查结果不准确。最适合做妇科检查的时间是月经结束后3～7天之间，在此期间，女性体内的激素分泌波动不大，身体上如果有病变容易被发现。

妇科检查的项目如此之多，如果选择全部项目，不仅耗费时间，还需要大量的金钱。其实，在每次做妇科检查时，选择以下几个重点项目即可。

1. 贫血

体内没有充足的气血，女性就如同一枝枯萎的花朵，所以，在做妇科检查时，女性朋友应该检查一下自己是否贫血。做这项检查时，女性在早上不可进餐，并应马上到医院进行检查，此时血糖值是最高的，如果在其他时间进行检查，血糖就会因为人体活动而受到影响，不利于医生对贫血进行判断，因为贫血会导致血糖偏低。

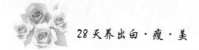

2.乳腺

由于乳房的特殊性，很多女性在有了乳房疾病后，往往很难在早期发现。尤其是那些有乳腺增生的女性，虽然平时可能也会自我检查，但是也会因为自身医学水平的缺乏而漏诊。在医院接受正规的乳腺检查有助于女性朋友及早发现可能出现的乳腺疾病。

对于乳腺的常规检查方法有触诊、X线和彩超3种。30岁以上妇女，最好每年请专科医生检查一次；40岁以上妇女，每半年请医生检查一次，以便及早发现病变，防患于未然。

3.子宫

女性常见的恶性肿瘤疾病有很多，其中宫颈癌的发病率很高，仅次于乳腺癌，而且在年轻的女性中间也出现了宫颈癌患者，所以，女性朋友更应该重视子宫的检查。子宫检查的目的在于筛查宫颈疾病和子宫肌瘤。宫颈的检查就是观察宫颈是否出现了异常状况，为了防止宫颈癌，女性朋友可以做进一步的检查——防癌涂片检查。

子宫体的检查主要是查看子宫的大小、形状、状态、位置等，特别是检查子宫是否后位，子宫后位不仅会给行经期间的女性带来疼痛、酸胀等不适，还会导致子宫脱落。此外，还要注意子宫肌瘤，这种疾病在刚开始发生时不会让人有异样的感觉，所以要定时体检才能发现。

4.阴道

阴道的检查主要是观察外阴有无炎症、肿瘤、尖锐湿疣之类的症状，其次才是阴道的检查，看看有无畸形、白带异常、炎症等情况。阴道炎主要依靠医生在实验室对白带进行化验，这样做可以查出各种病原微生物导致的阴道炎，比如真菌、滴虫、衣原体、支原体等。

这里需要女性朋友们注意，在体检之前的24小时内，不要冲洗阴道，尤其是不可用清洁用品来清洗外阴，也不要与伴侣进行亲热行为，以免误导医生的判断。

以上检查项目只是针对普通女性提出的，根据每个女性不同的身体状况或其他不同的因素，妇科检查的方案也应该调整。比如有些女性有家族病史，在检查时，就应该将相关项目列入其中。在检查前可以咨询医生，将自己不需要做的检查项目画掉，这样不仅节省时间，也避免了不必要的金钱浪费。

另外，女性朋友还要安排好进行妇科检查的时间，最好选择在春季进行，因为在天气寒冷的冬季，体内的一些疾病会被压制，不容易让人发现；而在春季，天气日益晴好，人体内的所有活动都会活跃起来，此时疾病也会"苏醒"，有利于医生发现病情。

◆ 体检很容易，准备工作规矩多

在月经结束后，女性的身体会逐渐趋于平衡，但是只要有一点不注意，就会使体内的环境受到影响，导致体检的结果不准确。所以，在进行体检前，为了检查数值的精准性，应该做好以下准备工作。

1. 饮食方面

在体检前的3天之内，女性最好避免食用高脂肪食物，比如肥肉、动物内脏等，也不可食用难以被人体消化的食物。此外，可能伤害到肾脏等器官的药物也应该停止服用，多食用清淡的食物，避免饮用酒品。在体检前一天用完晚餐后，不可在晚上8点后再进食。

体检的当天上午不要进食，在做完要求空腹检查的项目后，再进食，为身体补充能量。进食时不可食用土豆、红薯、可乐等可在体内产生气体的食物，否则可能影响接下来的超声波检查。

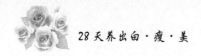

2. 个人习惯方面

如果女性朋友只是进行普通的妇科检查，应在检查的前一天清洁自己的身体，最好不要选择坐浴，也不要对自己的内阴道进行清洁。此外，应避免性行为，更不能在阴部涂抹药物，以免导致检查结果不准确。在检查白带时，取出来的白带应立即送往检查处，不可停留。如果还要检查子宫输卵管造影项目，应该在检查前的3天内禁止性行为。

在做检查时，不要佩戴首饰等身外杂物，特别是在照 X 射线时，杂物很容易将 X 射线遮盖，不利于医生进行诊断。服装应以宽松为宜，紧身衣裤会导致血液不流畅，影响检查结果。

3. 心理方面

女性朋友在进行妇检前，除了身体上和饮食上的准备，也需要做好心理准备，要保持平和的心态，不可焦虑、紧张。在等待检查时可考虑一下医生将会问哪些问题，然后将这些问题的答案想清楚。当医生询问时，不要过于羞涩，将实情告知医生，以利于身体的检查和疾病的诊断。

在进行检查时，有些医生会随时询问患者的感受，但有些医生则会一声不吭，此时，女性朋友在感觉某处疼痛时，应告知医生，不可强忍痛苦，否则，身体被仪器弄伤了，自己却不知道。

在妇检结束后，女性朋友不要心急，可在医院停留一会儿，特别是在做完用仪器穿透身体内部的检查时，应该在医院停留15分钟再走，观察自己的腰部和腹部是否出现了疼痛感。即使女性回到了家中，也要观察身体，如果出现了较长时间的身体不适，不要犹豫，应马上到医院咨询医生。

另外，在做完妇检的两天之内，女性应该避免性生活，这是因为经过一系列检查之后，阴道口和子宫口在仪器的作用下变大了，如果进行性生活，细菌或者病菌很容易侵入身体内。

女人小助理，你的问题我来答

很多女性朋友一进医院，心里就直打鼓，尤其是在看妇科疾病或做各种检查时，更是疑问多多。我们对这一类问题进行了归纳，希望可以为您解除疑惑。

问题一：检查白带是否异常，是到医院后取白带，还是在家中取好白带带到医院进行检查呢？

回答：直接到医院取白带。来到医院后，交好白带化验所需要的费用，医生会将一个塑料试管伸进你的阴道中，将白带取出。

问题二：怎样和医生提起检查时的相关问题呢？

回答：可以将问题提前写在纸上。如果你不想将几个小时的时间都用在检查上，尽量将你想要询问的问题写在纸上，并在询问时直接一些。

问题三：担心自己患上了妇科疾病，想去做一次全面的妇科检查，这次检查都有哪些内容？

回答：通常来说，妇科检查包括阴道检查、白带常规、妇科B超、宫颈涂片。而每项检查的花费会根据医院级别的不同而有所差别。前3项检查都可以在当天知道结果，最后一项检查需要3～4天才可了解情况。

问题四：妇科检查的器具清洁卫生吗？

回答：有些医院的器具可能会不卫生。女性朋友想要做妇科检查时最好到规模大一些、信誉好一些的医院进行检查，并让医生使用一次性检查用具，最好是经过高温消毒的。

问题五：在进行妇科检查的过程中，会不会有疼痛呢？

回答：疼痛肯定会有一些，但只要精神放松，疼痛感就会有所缓解。妇科检查中有触摸检查子宫的大小、形态和子宫的位置是否异常的项目，有时会检查宫腔。这些检查都不会给身体带来多少痛苦，更不会伤害到身体。但是因为有些女性过分紧张、恐惧，所以感到有些疼痛。在检查时，女性朋友应该放轻松，不要太在意检查，这样疼痛感就不会强烈了。

问题六：已经生育过的女性，如果要做妇科检查，应该每年进行几次？重点应该检查哪几项？

回答：这类女性每年进行一次妇科检查即可。把检查的重点放在检查乳腺癌和宫颈癌上。

问题七：多大年龄才有必要进行定期的妇科检查？

回答：只要开始了性生活，就需要每年进行一次妇科检查。如果女性朋友在很早就开始了性行为，就要从那一刻起每年进行妇科检查，因为大多数妇科疾病在早期都不会给身体任何"信号"，当白带出现异常，性生活出血后，病情可能就已经恶化了。

妇科检查对于保护女性的健康是非常重要的，因此，一定要加以重视，定期进行妇科检查。

第4天，智慧的女人，魅力无限

◆ 大脑要运行，离不开合理的饮食

如今，女人已经不仅仅是在家相夫教子，为了追求更高的生活质量，女人可以和男人一样，担当起家庭的责任，驰骋于职场、奔波于社交场所。如果工作强度大，需要加班，大脑就容易出现疲劳。在月经结束后的第4天，女性朋友最好可以给大脑补充一些营养。虽然大脑对整个身体来说，所占的比例非常小，但是它所需要的营养物质却占据很大的份额。

那么，想要让头脑得到更多的营养供给，女性朋友在平时应该怎样安排自己的饮食呢？

1. 控制脂肪的摄入量

在月经刚刚结束时，女性可以食用一些红肉，补充在行经期间耗损的血液。但是从今天开始，女性朋友应该将白肉提拔为"将军"，红肉辅佐"将军"即可。这是因为红肉的纤维质较为粗糙、坚硬，在进入胃肠道后，很不容易被消化掉，而且还会使胃肠道的蠕动速度减慢，这样一来，就会耗损大量的氧气来吸收、消化红肉，使大脑获得的氧气相对减少，从而使人出现困意。

对于在职场打拼的女性来说，更应该少吃红肉。因为她们需要经常用脑，而且很少锻炼身体，食用过多的红肉会导致工作效率下降，还会造成脂肪积累，使身材日益肥胖。除了红肉中存在大量的脂肪外，油炸食物也一样，即使食物本身不含脂肪，但是在被油炸后，食物的表面也会附着一层油脂，经常食用这类食物，会增加消化系统的压力，加速大脑的衰老。

2. 不可缺少维生素的摄入

维生素对于大脑而言，是不可或缺的，尤其是加强大脑和神经代谢的维生素，比如维生素 B_6、维生素 B_1 等。女性朋友平时要多摄入维生素，多食用水果、蔬菜和粗粮，并每天按时吃早餐，这样可使女性朋友的头脑更加灵活，大大提升工作效率。

此外，女性朋友应该多食用一些抗氧化类的维生素，比如维生素 E、维生素 C、β-胡萝卜素，它们可以延缓衰老，并保证大脑的活力。如果由于工作忙而没有空闲去食用富含维生素的食物，女性朋友可准备一些维生素药片，每天按时、按量食用，就可以使维生素维持在一个平衡的水平之上。

3. 摄取矿物质和氨基酸

经过一次月经期，女性朋友的体内会耗损一些血红细胞，而且体内的钙、磷等多种矿物质质量也会降低。这些矿物质与脑代谢紧密相连，钙可激活大脑中多种新陈代谢酶，维持神经肌肉和兴奋剂的调节；磷的存在，可保持脑细胞的兴奋性。

所以，在月经结束后，女性朋友应该多补充一些矿物质。在食物当中，不是只有蔬菜才含有矿物质，水、牛奶、豆浆等食物中同样含有。在烹调蔬菜时，矿物质会损失一些，因此，女性朋友想要补充矿物质，可以每天多饮用水。此外，如果觉得水没有味道，不好喝，可以烹饪汤品饮用。

氨基酸对于大脑来说十分重要，在大脑中，它的含量超过了90%，如果体内氨基酸的含量不足，女性就会感到食欲下降、无精打采，甚至还会使肾脏肿大或肝脏坏死，所以女性在平时应补充大量能为脑神经供给营养的氨基酸。在食物当中，鱼类、花生、小麦、芹菜、苹果、鸡蛋等食物含有大量的氨基酸，女性可以多食用一些。

4. 饮食习惯应合理

日常生活中，我们难免会参加一些聚会和交际活动，有的女性朋友一到这种场合就会海吃海喝，这样虽然在一定程度上满足了味觉，却会导致肠胃和大脑受损。无论参加什么样的聚会，女性都应该以七成饱为宜，如果胃中装满了食物，大脑中的纤维芽细胞生长因子的含量就会升高，从而使大脑的活动频率减缓，影响工作效率。

另外，在这一天中，女性朋友还应该避免食用过多的甜食，否则就很有可能会影响体内的酸碱平衡，使大脑的功能变弱，导致记忆力衰退。

◆ 晨时一把梳，头部几指按，智慧与精神并存

对于女性而言，拥有一头浓密亮丽的黑发是非常值得骄傲的事情。黑亮的秀发会让女性充满青春的活力，散发出自信的魅力，展现出健康的气息，从而让女性在职场上更加游刃有余。

乌黑亮丽的头发离不开贴心的养护，而梳头则是每天都必须进行的事。在中医看来，"发为脑之华""头为诸阳之会"，头上分布着很多穴位，如果每天对头部进行梳理、按摩，刺激头部穴位，可以加快头部血液的流动，并加强营养代谢，从而使头发乌黑、亮丽、坚韧。此外，经常如此，还可以起到提神醒脑、提高记忆力的作用。这样看来，梳头按摩不仅关乎女性朋友的头发，还关乎对大脑的养护。

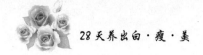

那么，在日常生活中，女性朋友应该如何进行梳头按摩呢？

1. 选择适合的梳头工具

梳头时，女性应该选用木质梳子，或者牛角梳、羊角梳，因为早晨人体的温度处于较低的水平，这三种梳子的梳齿没有那么锋利，不会伤害到头皮。

2. 使用正确的梳头方法

梳头的方法非常简单，而且次数也不必太多，早晚各进行一次即可。在梳头时，应先从前向后梳，再从后向前梳，然后按着一个方向来回梳10次左右。在梳头的过程中，梳子应与头皮贴近，和头皮形成一个30°的夹角，这样有利于头皮的梳理。在梳理时，头皮微微发热即可。

女性朋友如果在梳头时搭配手指按摩，保健头部的效果就会更加明显。按摩的时间应选定在梳完头发后，全身都较为疲乏时。在按摩时，需将双手打开，用指腹或者指尖，按住前额的发际线处，然后向后一点点按摩，接着将两手放在头部两侧，一点点向头顶按摩，次数不在多少，只要头皮有发热的感觉即可。

3. 选择正确的梳头时间

梳头的时间应选择在早上和晚上，每次进行5分钟即可。除此之外，还可以在空闲时间进行，但是要避开进食后的那段时间。这是因为在饱腹后梳头，会使较多的血液流向头皮，从而使胃部的血液相对减少，容易导致消化不良。

这种呵护头发、养护大脑的梳头方法，要每天坚持下去。另外，不要为了美丽去烫发、染发，也不要戴假发或过紧的帽子，这样容易刺激健康的头皮，从而使头部的血液流动受阻。

◆ 日常小食物，补养大脑有奇功

一般来说，女人过了 25 岁后会感到自己的记忆力在减退，这是大脑逐渐衰退所导致的。大脑在发育成熟以后，便停止生长，而且脑细胞也因年龄增长而渐渐衰亡。因此，平时，用脑量较大的女性应该多食用健脑的食物，使大脑得到全方位呵护。

健脑食物无须四处寻求，用心观察，在我们的身边就有很多。想要补养大脑的女性朋友可注意多食用以下几种食物。

1. 香蕉

想要让大脑的活力增加，可适当摄取一些碳水化合物。这是因为碳水化合物在进入人体后最终会变成葡萄糖，而维持大脑运转的主要物质便是葡萄糖。香蕉可以增加人体内的碳水化合物，这是因为香蕉含有大量的果胶，它在进入人体后，产生葡萄糖的速度很缓慢，这样可维持血糖的正常水平，使大脑得到更多的营养供给。

2. 全谷类食物

英国斯旺西大学的一位心理学教授进行了一项实验，结果发现，那些食用升糖指数低的食物的学生，脑力最好。全谷类食物升糖指数低，而且，它还含有大量的 B 族维生素、叶酸等营养成分。其中的维生素可以增加葡萄糖的利用率，有利于蛋白质的代谢过程，还可以保证脑细胞的正常运行；叶酸则会影响神经发展和记忆能力。

3. 鸡蛋

鸡蛋中所含的营养物质相当丰富，含有蛋白质、卵磷脂、维生素 A、维生素 D、维生素 B_{12}、钙、铁、叶酸等营养成分。鸡蛋的优质蛋白，能够影响制造细胞和神经传导物质的过程；叶酸和维生素 B_{12} 也是非常重

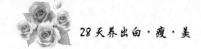
要的，体内如果没有充足的维生素 B_{12} 和叶酸，就会导致记忆力下降，严重的还会导致失智症的发生；蛋黄含有大量的卵磷脂、甘油三酯、胆固醇和卵黄素，对神经的发育有重要作用，可以增强记忆力，健脑益智。

4. 燕麦

燕麦含有的营养物质丰富，其中的 B 族维生素、钾、锌等营养成分，对空间记忆和认知大有益处。因此，营养学界一致认同燕麦就是"大脑的粮食"。此外，燕麦中含有 β－聚葡萄糖的可溶性纤维，在进入人体后，可影响胆固醇的制造和吸收，使血液中胆固醇的含量减少，从而有利于心血管脏疾病的预防和养护。

5. 深海鱼

人的大脑中有 60% 左右的物质都是不饱和脂肪，在不饱和脂肪中，有 10% 是 ω-3 脂肪酸，所以，在平时，女性朋友应多摄取 ω-3 脂肪酸，这样可以维持细胞膜的弹性，呵护神经细胞的功能。深海鱼有很多鱼油，含有大量的 ω-3 脂肪酸，而且还含有 DHA，这种物质是构成细胞膜的主要成分，有利于记忆力的维持。这类鱼类包括鳕鱼、沙丁鱼、鲑鱼、鲭鱼等，女性可以多食用一些。但是要注意一点，最好选择烤或蒸的烹饪方式，这样可以更好地保存 ω-3 脂肪酸。

6. 坚果

坚果类食物含有大量的维生素 E、硒等抗氧化物质，可以使脑细胞免受自由基的侵害，而且，这类食物还含有大量的 ω-3 脂肪酸。这类食物包括松子、榛子、杏仁、核桃、腰果等，女性朋友可以多食用一些。经过研究发现，坚果类食物还含有硼，这种矿物质在被人体吸收后，可使人的反应不再迟钝，越来越灵敏。坚果可以与谷物食物一同当作早餐食用，这样一来，在用过早餐后，女性的大脑能量就可以得到充足补充，提高工作效率。

7. 牛奶

牛奶已经成为很多人饮食中不可或缺的一部分，每天一杯牛奶，不仅可以保证人体所需的关键营养，而且还能改善大脑功能。牛奶含有丰富的蛋白质、钙以及大脑所必需的氨基酸。牛奶含有的钙质最易被人体吸收，这是脑代谢不可或缺的重要物质。牛奶还含有维生素 B_1 等元素，这对神经细胞非常有益。那些睡前因为用脑过度而失眠的女性朋友，睡前喝一杯牛奶有助于入睡。

8. 南瓜

南瓜含有大量的 β－胡萝卜素。经过研究发现，充足的 β－胡萝卜素，可以提高人的思考能力。除了南瓜外，含有大量 β－胡萝卜素的食物包括深绿色叶菜、番薯、甜椒、木瓜、杧果等。南瓜子含有大量的锌，可促进大脑的发育，有利于大脑正常运转。如果体内缺乏足量的锌，就可能会出现记忆力下降、注意力分散的状况。

在日常生活中，女性朋友可以多食用以上食物，这样可以更好地养护大脑。既然存在有利于头脑的食物，当然也有损害头脑的食物，这些食物都有哪些呢？

1. 富含咖啡因的食物

这类食物包括巧克力、茶、咖啡、深色汽水，除了巧克力之外，这些饮品每一天饮用的量多于两杯就会出问题。咖啡因可导致脑部和多种器官得不到充足的血液，使其提前衰老，并导致大脑脱水，不利于思考问题，导致工作效率下降。

2. 油炸食物

人在食用油炸食物后，体内会释放出自由基，这种物质会损害脑部

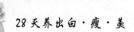

组织细胞，使大脑提前衰老。

3. 精制糖类

糖类食物含有大量的碳水化合物，在进入人体后会迅速被分解掉，导致血糖迅速上升，还会导致大脑反应迟钝。

女人小助理，你的问题我来答

没有哪个女人想被人称为"傻女人"，头脑养生也是女性养生领域中不可或缺的一部分，其中记忆力的问题最为常见。

问题一：因为工作的地方离家比较远，早晨经常来不及吃饭，最近感觉比较健忘，这和不吃早餐有关系吗？

回答：肯定有一定关系。长期不吃早餐可造成低血糖，进而影响记忆力。在早上不吃饭，大脑在活动时就得不到足够的能量，这时，人就会感到疲乏、劳累、注意力分散、精神萎靡、反应不灵敏，使你无法集中精力做事情，而且反应的速度很慢。因此，女性每天都应该吃早餐。

通常情况下，在早上应该摄取一些蛋白质和脂肪，这样一来，食物就可以在胃中停留一段时间，让人在上午精力充足。

问题二：一天之中，人在何时的记忆力是最强的？该如何安排自己的工作呢？

回答：一般情况下，晚上8点钟记忆力最好。早上8点钟，大脑的思考能力非常紧密、周详；下午3点钟，思考能力比较强。

因此，在早上刚刚起来后，趁着想象力比较强，应该寻找一些灵感，在头脑中做构思工作；在上午时，最好做一些需要谨慎待之的工作；下午则在最短的时间内做一些记录工作；在晚上，对重要的内容和知识进行记忆和理解。在中午时分和傍晚，女性朋友应放下手中严谨的工作，浏览一下网页或者看看新闻。不过，人与人之间有一定的差异性，最佳记忆时间最终还是要看自己的大脑生物钟。

问题三：我的工作需要经常加班，在感觉没有精神的时候，我常会喝咖啡或浓茶来提神醒脑，不知道这样做有没有什么危害？

回答：浓茶和咖啡虽然可以通过刺激大脑神经，起到提神醒脑的作用，但是这样的作用是短暂的。如果总是用它们来刺激大脑，而不让大脑进行休息，脑细胞的疲乏状态就很难得到缓解，长期如此，就会出现头痛、记忆力下降、睡眠质量下降等症状。所以，女性朋友不要经常用这些饮品来提神，偶尔一两次还可以。

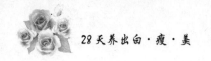

第5天，性爱，滋养出完美女人

◆ 算对时间，避孕才能"零风险"

卵泡期相对属于安全期。当女性处于安全期时，如果进行性生活，避孕的成功率就会比较高，而且性生活质量也会有所提升。但是，想要弄清安全期是什么时间，必须要先避过排卵期。算对时间，才能最大限度地在性生活中安全避孕。下面就介绍一下如何根据自己的月经算对时间。

1.计算排卵期

想要知道排卵期在什么时候，女性朋友首先要弄清排卵日。通常情况下，排卵日会出现在下次月经来临前的第14天左右，在此期间，卵子会冲出卵巢，停留在输卵管中，用1～2天的时间等待与精子会合，男性精子在进入女性阴道后可生存2～3天，如果在卵子排出的前后几天进行性生活时不避孕，女性很可能会受孕。

因此，为了降低受孕概率，人们将排卵日的前5天、后4天和排卵当日称为排卵期，在这一时期进行性生活，受孕的概率是最大的。

那么，排卵期具体应该怎样计算呢？比如，某位女性的月经周期为30天，本次行经的第1天为11月9日，下次月经来临时的第1天应该是用 11 月 9 日加上 30 天，也就是 12 月 8 日，接着再用 12 月 8 日减去 14 天，那一天就是排卵日，也就是 11 月 24 日，那么，排卵期就是 11 月 19 日到 11 月 28 日。

2. 计算安全期

安全期比较好算，将排卵期除去后就是安全期了。因为排卵期总是出现在月经周期的中间时段，因此，安全期还可以分为两个时期，分别是排卵前安全期和排卵后安全期。从月经结束后到排卵期开始的前一天，都可以当作是排卵前安全期，而从排卵期结束后的第一天到月经来临的前一天，这段时间是排卵后安全期。在这两个时期进行性生活，避孕成功率最大。

根据月经周期来计算排卵期的方式是"日历法"，通过计算，女性朋友可以推算出自己的安全期，这种方法的使用比较普遍。但是这样计算安全期也不是百分之百准确的。在确定安全期前，需要计算出排卵期，但是女性的情绪或健康等方面出现变化，都会影响排卵期的到来，使其提前或推后出现。因此，月经周期没有规律或生活变动大的女性不适合用这种方法来计算安全期。

这里需要提醒女性朋友的是，虽然你的月经周期比较有规律，但是女性很可能会出现一个月排两次卵的时候，所以，如果女性朋友没有怀孕的计划，在进行性生活时应选择在排卵后安全期进行，时间越接近月经期越好，而且为了确保避孕效果，最好使用一定的避孕措施。

◆ 性爱过后，别忘了身体排空

一个温馨舒服的性生活，离不开全面仔细的清洁工作。大部分女性都知道，在进行性生活之前，一定要将私处部位清洁干净，但是在性生活结束后，往往会直接躺在床上，不清洁阴部，就进入梦乡了。殊不知，这样做同样是不洁的性生活，会给身体健康带来危害。很多女性在性生活之后，身体很疲惫，没有精力去清洁身体了，那么，你至少要排空身体，再去睡觉。

有的女性朋友认为，自己在性生活前进行了清洁，对方还使用了避孕套，因此，对方体内的细菌不会在性爱过程中进入阴道，担心阴部受到感染是多余的。抱有这种想法的女性，总有一天会因为自己的忽视而"惹祸上身"。在女性的外阴处，有很多阴毛、褶皱，而在汗腺和皮脂腺上的细菌通常会在这两个地方滋生繁殖。此外，阴道离尿道和肛门很近，在性生活前，即使男女双方都清洗了局部，在肌肤碰触的过程中，也会导致肛门等部位的细菌侵入阴道，使阴道发生感染。所以，即使对方使用避孕套，女性朋友在性爱之后也应该清洁自己的阴部。

此外，不要给细菌繁殖的机会，在每次性生活结束后，都要对阴部进行清洁，因为细菌一旦在身体内生存了下来，就会迅猛繁殖，使阴道、盆腔、子宫等都受到感染，甚至会引发更严重的疾病。

在性生活过后，不仅要及时清洗阴部，还要排空身体。通常情况下，女性的尿道都不长，在性爱过程中，因为男女双方生殖器之间的相互碰撞，很可能会将外阴处或肛门的细菌带进尿道，如果在性爱之后，立即进行小便，尿液就可以将尿道中的细菌冲出去，以免尿道和阴道发生感染。而且，在小便时下蹲，可以使腹部受到挤压，从而将进入阴道中的精液挤出一些，降低了怀孕的概率。

◆ 安全避孕，避免意外"中奖"

避孕是性生活中不可避免的问题。如今，被广泛使用的避孕方法主要有安全套、体外射精、安全期、上环等。但是有了避孕措施，就一定会万无一失吗？并非如此。每种避孕方式都有其自身的使用方法，使用不谨慎，女性就可能会"中奖"。

在"中奖"前后，如果女性没有保护好自己，做出一些不正确的行为，身体就有可能会受到伤害。

为了避免出现意外事件，性生活中最好不要出现以下行为。

1. 在服用避孕药物的同时，服用会导致避孕药失效的药物

这类药物有很多，比如一些抗结核的药物，这种药在进入人体后，会加快药物的代谢速度，稀释血液中避孕药的浓度，使避孕药失去其原有的功效，从而导致意外"中奖"。

另外，有一部分抗生素药物也不应该与避孕药同服，这类药物在进入人体后，会影响肠道细菌群的作用，导致葡萄糖醛酸酶大量减少，使避孕药不能被肠道很好地吸收。

除了以上两种药物外，安眠药物、风湿类药物，都会影响避孕效果。所以，女性朋友在服用避孕药期间，需弄清自己目前所服用的药物是否会消除避孕药的功效。

2. 采取体外射精法

很多男性都不习惯戴避孕套，因此总想要体外射精，但是这种避孕方式并不是很安全。体外射精确实是将精子射在阴道的外面，但是当精子残留在阴道口时，就有可能会导致"中奖"。这种避孕方式造成的失败案例多得不计其数，所以，女性朋友们，当另一半向你提出要体外射精时，一定要严肃地告诉他："不行！"

3. 在使用避孕套时，避孕套中存有气体

一般而言，使用避孕套避孕，副作用小，而且成功率很高。但是用避孕套避孕，如果使用方法不正确，也有可能导致失败。比如，在使用避孕套时，没有将前端的气体弄出后就开始亲热活动，在摩擦的过程中，气泡很有可能会产生压力，将避孕套挤破；经常将避孕套放在较为温暖的地方，导致避孕套的质量变差。这些都有可能使女性意外"中奖"。所以，女性朋友们在平时存放避孕套时，应该格外注意，维持避孕套原有的品质。在使用避孕套前，应对其进行检查，避免避孕套在使用的过程中出现破损的状况。

4. 为了将精液排出，疯狂跳跃

有些女性认为精液在射进阴道后，将其马上排出去就可以减小怀孕的概率。但事实并非如此，一旦精子进入了阴道，就很难再排出来。男性一次射出的精液中多至上千万的精子，它们会一同在阴道中前进，最后到达输卵管，在那里等待已经成熟的卵子。在此期间，女性想通过跳跃的方式将精子排出是不可能的。所以，在精子射进阴道后，女性朋友应该服用短效避孕药，不要上下跳跃，浪费自己的精力和体力。

◆ 口服避孕药，用错时间也失效

避孕药是避孕较为常见的一种方式，这种避孕方式不需要计算安全期，也不需要使用麻烦的安全套，因此在性生活中的使用率很高。口服的避孕药有的通过抑制卵巢排卵起到避孕的功效，有的会通过改变宫颈黏液的理化性质，阻碍受精。根据避孕药的功效可以分为3类，分别是短效、长效、速效避孕药。

1. 短效避孕药

短效避孕药可阻碍排卵过程，使宫颈黏液变浓，导致精子不能成功进入宫颈与卵子相遇，从而起到避孕的作用。这类药物每次的剂量都不多，而且药物所起到的功效很慢，因此，不会对人体产生较大的刺激。

在服用短效避孕药时，应从月经期的第5天夜晚服用，持续服用22天不间断，这样可使女性朋友在服药的一个月之内都免受怀孕的危险。当停止服药后，月经不久就会来临，不会导致不孕。

正确服用这类避孕药不会出现怀孕的情况，但是女性每天都应该在相同的时间服药。如果有一天忘记，应在次日早上马上服用，在24小时之内服用就不会失效。当停止用药后，如果超过一星期都没有来月经，就应该到医院检查一番，身体状况没有问题时，才可以在下一周期进行服药。

2. 长效避孕药

长效避孕药与短效避孕药虽然都可以起到避孕的效果，但是途径不同，长效避孕药可阻碍或减慢卵子的运行速度，从而起到避孕的效果，一个月服用一片即可。长效避孕药的药物剂量不小，药物所起到的功效时间长，所以，不适合在短期内准备生育的女性。如果有生育打算的女性，应在6个月前停服长效避孕药。

第1次服用这类药物时，应该在月经期的第5天和第25天分别服用1片。自此以后，在每个月的第25天服用一次就可以了。

在服用这类避孕药时，想要停服时不能直接停药，应该先服用3个月的短效避孕药才可以。直接停药会导致体内的激素水平变化过大，可能造成月经紊乱，甚至出现闭经情况。在服用短效避孕药时，想要服用长效避孕药，需要在服用第22片短效避孕药的次日中午改服。

3. 速效避孕药

这类避孕药比较适合分居在两地的夫妻或情侣使用，此药需在性行为后的72小时之内服用第1片，第2片则在第1片的12小时后服用。

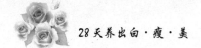

在性生活过后，服药的时间越早，避孕的效果越显著。

速效避孕药，顾名思义，它见效很快，所以，在这小小的药片中通常都含有剂量很大的药物，在这3类药物之中，这类药物对身体的伤害程度最严重，情况较轻的会导致月经不调，严重的会导致卵巢功能提前衰退。

需要提醒的是，女性朋友千万不要在性生活前服用避孕药，因为这类药物对服药后的性生活不能起到避孕的作用。并且，女性朋友在一年之中最好不要服用太多次数的速效避孕药，最多不可多于两次，

清楚了3种避孕药的使用方法，女性朋友就可以挑选一款适合自己的避孕药物了。但是，需要注意一点，避孕药中的主要成分是激素，可调理女性内分泌，使血液的浓度增加，易导致血栓，因此，患有高血压、心血管疾病、乳腺疾病、生殖疾病的女性，要谨慎服用。

女人小助理，你的问题我来答

月经过后，女性往往有一种解放感，这段时间常常是性活动频率增多的时期。在进行性行为的时候，对于那些没有怀孕计划的女性朋友而言，避孕是个不容忽视的问题。我们将女性朋友最常出现的避孕问题提出来一一解答，希望能解除你的困扰。

问题一：月经没有规律，应该怎样进行避孕？

回答：尽量使用避孕工具。对于月经没有规律的女性，安全期不容易计算出来，如果不采用避孕手段，就很容易受孕。

问题二：用避孕套避孕，会导致女性患妇科病吗？

回答：质量不合格或者不合适的避孕套很容易导致女性宫颈糜烂。在使用不良避孕套后，女性的阴部容易出现不良反应，比如阴部瘙痒、阴道灼烧、阴道黏膜水肿、白带增多等。通常经过一个星期左右的治疗，这些症状便会消失。在症状没有消失期间，不要对阴部进行抓挠、烫洗，也不要用香皂洗，以免症状加重。

问题三：在服用紧急避孕药之后，发现月经推迟了，而且只有第1天的月经量比较多、颜色鲜亮，之后的几天，月经量越来越少、颜色暗红。这是为什么呢？

回答：这种状况是紧急避孕药所导致的副作用——月经紊乱，通常在两三个月经周期后，月经到来的时间就会得到恢复。紧急避孕药不仅会导致月经紊乱，还会造成月经不调、头痛、体重上升、情绪低落、易长粉刺等，甚至还会导致不孕。所以若非必要，女性朋友应尽量避免服用这类药物。

问题四：为什么使用避孕套避孕还是怀孕了？

回答：不合适的避孕套很有可能会导致避孕失败。因为避孕套过大会使精液流出避孕套，并进入子宫，导致避孕失败；避孕套过小则会使生殖器缺血，对健康不利。

此外，在挑选避孕套时，应该选择正方形和圆形的包装，因为这两种形状的包装不容易使避孕套变形。在打开避孕套时，应谨慎小心，避免指甲将避孕套损坏。

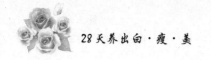

问题五：上环可以避孕，但是女性上环到底好不好呢？

回答：好与不好要看女性自身的身体适不适合上环。上环就是将宫内节育器放进子宫腔中，使受孕过程失败。如果你的子宫适合上环，这种方式就比较好。如果女性的宫颈较松，或者子宫的形状不适合上环，环就容易脱落，起不到避孕的作用。此外，有些人在上环后还会出现月经量变多、经期拉长等现象，所以，女性在上环之前，应该咨询医生。

问题六：上环的最佳时间是什么时候？

回答：最佳的上环时间是月经结束后的 3 ~ 7 天、做人工流产时。月经结束后的 3 ~ 7 天属于安全期，子宫内膜正在缓慢形成，不太可能发生妊娠，所以，能够有效避免因为上环而导致的子宫出血、流产；在做人工流产时宫颈口会变松，此时上环不仅容易，而且还减少了一次手术。

问题七：与男友同居，长期服用避孕药，因为对健康有损，想停止服用，但男友不愿戴避孕套，请问，这种情况应该怎样避孕呢？

回答：对于从没有生育过的女性可以使用短效避孕药和避孕套来避孕。就目前状况来看，采用避孕套进行避孕是最好的，比较安全。但如果男方不愿使用，女方可服用短效避孕药，可以从月经周期的第 5 天用药，一直服用 22 天即可。女性朋友要注意，采用这种避孕方式，每天不能间断用药，否则就有可能导致怀孕。

第6天，肾脏保养，女人也有份

◆ 未老先衰，肾脏有着不可推卸的责任

我们通常认为，相比女性而言，男性更应该呵护肾脏，殊不知，女性一生的生理过程都离不开肾脏，而且女性在月经时、妊娠时、分娩时、哺乳时，都需要肾气的帮助。因此，女性更应该注重养肾，肾脏是女性的"健康之源、美丽之泉"。

放眼观察身边的女性，你会发现，有的女性的面容要比她们的实际年龄大，或是脸上早早出现了皱纹，或是身材严重臃肿。其实，这些女性朋友之所以未老先衰，肾脏要负起一些责任。以下列举一些肾虚的症状，当你的身体出现这些问题时可要注意补肾了。

1. 脱发

大部分女性在出现脱发的状况时，都会认为是烫发、染发等外在原因，殊不知，这与身体的健康程度、饮食营养、生活作息等因素有关，尤其是可能与肾虚息息相关。中医认为，肾藏精，其华在发。女性如果肾精不足，不能充分养护头发就会出现头发枯黄、脱发的现象。

2. 眼睑水肿、黑眼圈

当代女性所承受的压力并不比男性少多少，每天不分昼夜地工作，

使身体疲劳过度，女性的眼部也会因此出现了问题，比如黑眼圈、眼袋过大等。这虽然是劳累所致，但是并不能排除肾虚的因素。中医认为，肾主水，肾虚则水液代谢不利，导致水肿，而眼睑是最容易被发现的部位。至于黑眼圈也是由于肾虚导致，肾精亏少则会令眼睛缺少精气的滋润，肾之黑色就会浮越于上，所以眼圈发黑。

3. 脸上长斑

很多女人发现在 30 岁后脸上容易长斑，这其实是随着年龄的增长，肾气转衰造成的。长斑的本质就是色素在脸上的沉着，人的面色会变得越来越黑，而黑正是肾气的颜色。此时，用再高级的美白祛斑产品都无法将斑点消除。因此，女性朋友应该从斑点产生的根本原因入手，平时多滋补肾脏，使体内的精血充足。

4. 怕冷

如果你穿的衣服总是比别人多，而且一受凉就会腹痛、腹泻，那么你要注意了，这也可能是肾虚的征兆。更年期女性更易肾虚。肾虚是指人体肾的气血阴阳失衡而产生的一系列症状，如有气无力、手脚冰冷、精神疲累、口干咽燥、烘热出汗等。肾虚者皮肤较差，容易出现皱纹，看上去会比实际年龄大很多。

肾虚会严重影响女性朋友的身心健康，但是不管你处在什么年龄段，也不管是什么原因造成的肾虚，这些都不可怕。只要我们注意上述肾虚的症状，及早地发现问题，注意合理的膳食、休息，采用多种方式和途径进行调理，就会缓解不适。总之，女性朋友要有补肾的意识，肾脏健康了，才能有好气色、好肤色、好心情、好生活！

◆ 脐下4穴，肾脏保养从小腹开始按摩

自古以来，人们都认为男性具有阳刚之气，而女性则具有阴柔之美。相对于男性而言，女性更容易感到寒冷，体内气血因为运行不畅而出现多种疾病。针对于此，女性朋友可以在平时多按摩脐下的4个穴位，这样可以补足气血，并令女性体内气血的运行恢复通畅，使肾脏得到更好的润泽和养护。

脐下4穴包括关元穴、足三里穴、三阴交穴和气海穴。其中气海穴和关元穴位于任脉上，可促进阳气的生发，而其余两个穴位是较为常见的保健穴位，可起到调理气血、强健脏腑的作用。

那么，女性朋友们应该怎样选择这4个穴位呢？

1. 关元穴

此穴位位于肚脐下方3寸的部位，经常按摩此穴，可缓解肾阳虚的症状。取穴时，最好采取仰卧位，在人体腹中线上，从肚脐向下量出四指宽的距离，就是关元穴。按摩时可选择按揉法或震颤法，首先以关元为圆心，左手掌或右手掌做逆时针及顺时针方向摩动3～5分钟。然后，随呼吸按压关元穴3分钟；震颤法需双手交叉重叠置于关元穴上，稍加压力，然后交叉之手快速地、小幅度地上下推动。注意不可以过度用力，按揉时只要局部有酸胀感即可。

2. 气海穴

此穴位于肚脐下侧1.5寸左右的地方，为了取穴的准确性，可在肚脐到耻骨之间画一条直线，接着将线段平均分成10段，从肚脐处开始往下数，第3条线段就是气海穴的位置。在治疗妇科疾病上，此穴是较为

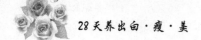
重要的穴位，长期进行按揉，可缓解腰酸、腰痛的症状，并增强肾脏功能。

3. 足三里穴

此穴位于膝盖眼下侧3寸、胫骨外侧1横指处，按摩此穴所起到的功效非常多，可增强脾胃功能、活络经脉、增强肾功能等。在选定足三里穴时，可用右手寻找左腿上的穴位，左手则寻找右腿上的穴位，双手由下向上，触摸小腿的外侧，在触摸到有凸起的斜面骨头时停止，在该骨头的正上方就是足三里穴的所在之处。

4. 三阴交穴

此穴在小腿的内侧，脚踝上侧3寸处胫骨周边凹进去的地方。经常按摩此穴，可起到调理月经、温暖手脚等作用。

在日常生活中，女性朋友可以经常对这4个穴位进行按摩，在调理白带、月经的同时，还可以增强肾脏功能。另外，如果女性想要得到更加明显的效果，也可以用艾灸的方式。

女人小助理，你的问题我来答

生活习惯与您的健康有多大联系呢？饮水的规律对于肾脏而言有多重要的作用呢？饮食习惯的一些细节对于我们的身体会起到哪些作用呢？这些问题都是我们非常关心的。从细节出发，让您更体贴自己的身体。

问题一：一般说到肾虚都会提到六味地黄丸，那些怕冷的肾虚患者，能吃六味地黄丸吗？

回答：任何药物都有一定的适用病症，名声显赫的六味地黄丸也并不是万灵丹，它有非常严格的适应证，只适于肾阴虚。肾阴虚最明显的特征就是口干舌燥，总想喝水，同时还伴有头晕目眩、腰膝酸软、失眠心烦、睡觉出汗、手足心热、脑空耳鸣等症状。那些畏寒怕冷、不喜饮水、睡觉流涎、痰多湿重之人多是温寒体质，不适宜服用此药。

问题二：被中医诊断为肾虚，在服药调理的时候，还可以食用哪些补肾食物呢？

回答：补肾的食物有很多，滋阴补肾可以食用我们平时说的"黑五类"，即黑米、黑豆、黑芝麻、黑枣、黑荞麦，这是最典型的代表，食材也比较容易得到。另外，下面3种食物也有不错的补肾效果。

（1）山药。可以润肺、益脾，养肾填精。有肾虚症状的女性，可以在平时多食用一些。

（2）栗子。可起到滋补肾脏、养护脾胃、强壮腰的功效，对于有肾虚之症并伴有腰痛的人是一款不错的食品。

（3）枸杞子。可起到壮阳补肾、延缓衰老、滋养肝脏、明目等功效，对于有肾虚之症的人是一款不错的食品，特别是中老年人，经常食用，可延年益寿。

问题三：平时口味"较重"，饭菜中盐分太少难以下咽，朋友说这样不健康，真的吗？

回答：是的。盐分摄入得过多，会让肾脏不堪重负。世界卫生组织规定，每人每天的摄盐量不得超过6克。这是因为我们从食物中所摄入的盐分，一是通过全身毛孔以汗水的方式排出去，二是通过肾脏以尿液的方式排出去。如果盐分的摄入量超过了肾脏所能承担的量，就可能会使肾脏功能衰退。

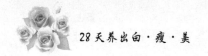

第7天，保养，从细节开始，让女人容光焕发

◆ 保养全身的同时，不要忘记牙齿

当一个女性在说话时，人们所关注的不仅是她的容貌，还有牙齿。自古以来，人们在形容美女时都喜欢用"唇红齿白、明眸善睐"等美好的词语，由此看来，牙齿可点缀女性的美丽，而女人的美丽也无法离开一口洁白整齐的牙齿。洁白的牙齿离不开牙龈的保护，因为牙齿"种"在牙龈上。我们可以想象一下，一个外表美丽的女性在哈哈大笑时，露出了一排洁白、整齐的牙齿，但是牙龈却很枯萎，甚至还露出了牙根，这样一来，美丽的牙齿看上去也没有了美感。

牙龈是牙齿的根本，健康的牙龈会呈现出粉红的颜色，而且饱满，弹性较好，可以将牙齿根部完好地包裹住。如果女性在平时不注重牙齿的清洁和养护，牙龈中的细菌就会滋生繁殖，导致牙菌斑，具体症状可表现为口臭、出血、牙龈敏感等。

那么，女性朋友们应该在日常生活中怎样养护好自己的牙齿和牙龈呢？

1. 选择合适的牙刷

超市中的牙刷多种多样，让人不知如何选择。事实上，挑选牙刷很简单，不要被稀奇古怪的设计迷乱了双眼，只要挑选适合自己的即可。而想要挑选一款适合自己的牙刷，女性朋友必须先了解自己的牙齿状况。如果你的牙齿属于敏感型，你就可以挑选刷毛比较柔软一些的牙刷；如果你的牙齿比较坚硬、牢固，而且又经常进食导致牙齿变黄的食物，你就可以选择刷毛较硬的牙刷。

2. 选择健康的牙膏

女性朋友在挑选牙膏时要注意两点：一是弄清牙膏里的所含成分，二是了解牙膏中摩擦剂所使用的原材料。

如果牙齿发黄想要美白，可以选择含有"有机硅"成分的牙膏；如果牙齿过敏，挑选含有"氯化锶"或"硝酸钾"的牙膏；如果想要预防牙垢，可以挑选含有"焦磷酸盐"或"柠檬酸锌"成分的牙膏；如果只是为了防止蛀牙，就要挑选含有"氟"成分的。氟可以起到预防龋齿的作用，在挑选含有氟的牙膏时，女性应特别注意牙膏上的生产日期，因为牙膏在刚刚生产出来时，其中的氟活性较高，此时预防龋齿的作用比较强。随着时间的延长，其中的氟活性会降低，导致预防效果不佳。

而对于摩擦剂粗细程度的判断，可以将牙膏挤出一些，放在新光盘上刷几下，然后观察光盘上是否出现了刮痕。如果出现了刮痕，则说明牙膏中的摩擦剂比较粗糙，反之，则比较细腻。女性朋友在挑选牙膏时，应该选择看起来像果冻一样质地细腻一些的，否则牙齿的磨损状况就会较为严重。

3. 掌握正确的刷牙动作

每个人每天都要刷牙，但是使用正确的刷牙姿势的人却很少。有不少女性认为使劲刷牙可以让牙齿变得更加洁白美丽，殊不知，这样会让牙龈受到伤害；而且还有一些女性习惯横着刷牙，认为这样刷牙可以将

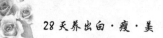

牙缝中的食物残渣清理干净，其实这样不仅不会把牙齿刷干净，还会破坏牙龈。

最靠近牙齿的地方非常嫩，经常横着刷或者用力刷，会令该部位受到耗损，长时间如此，牙齿、牙龈都会受到不同程度的伤害，最终导致牙龈萎缩。当出现这种状况后，牙根会完全暴露在外面，牙根的颜色就像被烟熏过一样。因此，女性应该学会用正确的方法刷牙。在刷牙前应挑选好适合自己硬度的牙刷，涂抹上牙膏，接着拿着牙刷上下刷。刷牙结束后，叩击牙齿几分钟即可。

4. 注意维护口腔健康

在平时养成了不良的生活习惯，没有维护好口腔的清洁，同样会造成牙龈萎缩。这些不良生活习惯包括：晚上睡觉前不刷牙、长期喝咖啡、长期吃巧克力、长期吸烟等。此外，我们平时的刷牙并不能将牙齿彻底清理干净，因此，女性朋友应该定期到医院洗牙，这样才可以将细菌抵挡在口腔外面，避免牙龈出现萎缩。

另外，饮水也可以呵护我们的牙齿。在饮水后，牙龈会受到滋润，从而分泌出大量的唾液，特别是在进食粗粮后饮水，不仅可以湿润胃肠，还可以将口腔中的食物残留冲进胃中，使细菌得不到养分。

◆ 文胸——"塑型"角色的重要扮演者

在月经结束后，女人受性激素的影响，乳房也会发生一定的变化，此时，为自己挑选一件合适的文胸是非常重要的。文胸较为合适，胸部就会很有型；文胸不合适，胸部就会走形，而且还会导致乳腺疾病的出现。

那么，怎样选择一款合适的文胸呢？

1. 端正自己的心态

曾经在网络上很疯狂地传过这样一句话："时间就像女人的胸部，只要挤一挤总还是有的。"这句话虽然有些恶搞，但是在现实生活中，有些女性确实喜欢穿小一些的文胸，这样在挤压胸部后，胸部会更加坚挺、丰满。但是，总是这样，胸部也会"反抗"，容易出现乳腺增生等疾病。

也有些女性不穿文胸，没有文胸的束缚，胸部自然会感到很放松，而且在胸腔周围也不会出现挤压的印痕。但是长时间如此，胸部就很可能会下垂，或者向外扩，想要让胸形恢复美好就比较难了。所以，女性在对待文胸时，应端正自己的态度，不要让胸部太紧张，也不要胸部太放松。

2. 清楚自己乳房的罩杯数

在购买文胸前，女性朋友应该先弄清自己应该穿多大的罩杯。文胸的罩杯是可以计算出来的，用上胸围减去下胸围所得出来的数值即是罩杯数，其中上胸围指的是胸部乳头的顶端处的圆周，下胸围指的是胸部接近肋骨处的圆周。如果所得出来的数值在10厘米以下，就是A罩杯；如果是10～13厘米，就是B罩杯；如果是13～15厘米，则是C罩杯；15～18厘米是D罩杯；18～20厘米，则是E罩杯。

在弄清自己的罩杯数后就可以购买文胸了，但是不要在内衣店购买文胸后直接离开，一定要试一试大小是否合适。因为厂家在制作文胸时可能或出现差错或者制版不同，使文胸的罩杯数与实际大小出现偏差，若不试一下可能会买到不合适的内衣。此外，在购买内衣时，最好到专卖店购买，不仅质量有保证，还可以给女性提供试内衣的场所。

3. 确定内衣的款式和面料

文胸穿起来是否舒适，不仅取决于尺寸大小，还取决于钢圈的设计和内衣的面料。一般来说，棉质内衣的透气性好，穿起来很舒适，但是棉质内衣中天然纤维没有良好的保型性和伸缩性，使用很短时间就会变形。而天然纤维质和化学纤维混纺质的文胸，虽然有较好的弹性，不会轻易变形，但是很不透气。

因此，女性朋友在选购文胸时，应将这两种材料的特点都结合起来，选择内垫为棉质材料的，而其余部位是化纤材料的文胸。这样一来，胸部不仅不会感到不适，也延长了文胸的使用寿命。另外，有不少胸部不是很丰满的女性喜欢使用内垫是水饺形的文胸，这个选择很好，水饺的形状可将胸部托起，将胸部挤在一起，形成乳沟，增加胸部的美感。

在选择文胸时，女性不能只挑有肩带的文胸，还应该为自己添置几款没有肩带的文胸，当穿吊带背心或礼服时，就可以派上用场了。但是要注意，不要经常穿这种没有肩带的文胸，因为没有肩带的拉引，胸部不能保持完美的胸型，长期这样，胸部就会下垂或外扩。

◆ 给内衣"洗个澡"，延长内衣的寿命

内裤保卫着女性朋友的伊甸园，胸衣呵护着女性的胸部，如果内衣清洗不当，会缩短内衣的使用寿命，还会导致细菌在其中繁殖。

那么，在清洗内衣时，女性朋友应该注意哪些问题呢？

1. 不要使用洗衣粉进行清洗

洗衣粉的去污能力非常强，将衣服浸泡在洗衣粉水中，几分钟之后，衣服上的脏东西就会渗到水中，只要轻轻一搓，衣服就会干净如新了。但是内衣并不适合用洗衣粉清洗。洗衣粉虽然具有较强的去污能力，但是带给人体的刺激性也是很大的，而且还会缩短内衣的使用寿命。用洗衣粉清洗过的内衣，晒干后会变得不再柔软，而且很可能会变形。

那么，用什么清洁品清洗内衣才是合适的呢？内裤可以选择肥皂清洗，多揉搓一会儿；文胸则要用中性洗涤剂，可以买那种专用的内衣洗涤剂。

2. 不可放进洗衣机进行清洗

女性朋友在平时千万不要犯懒，将自己的内衣放进洗衣机中清洗，更不可以将其和其他衣物一同放进洗衣机中进行清洗，比如内裤、袜子等。这样的做法虽然会为女性朋友节省很多时间，也很方便，但是当诸多衣物在洗衣机中转动、相互摩擦时，内衣上会沾染上其他衣物上的细菌。

3. 不可将内衣进行漂洗或干洗

有些女性因为内衣价格较高，担心水洗会令其走形，于是就将内衣送进干洗店进行干洗。在生活中还存在一些女性担心内衣清洗不干净，将漂白剂放进浸泡内衣的水中进行清洗，这两种行为都不利于身体健康，也会缩短内衣的使用寿命。

将内衣送进干洗店清洗，很可能会让自己的内衣受到细菌和病菌的感染。而且干洗店中所使用的洗涤剂也不一定就是质量好的。用漂白剂清洗内衣，会使内衣越来越不干净，有些漂白剂中还混有硫，这种物质具有一定的腐蚀性，会缩短内衣的使用寿命。另外，漂白剂中还存在烷基苯类化合物，会刺激皮肤。如果内衣没有清洗干净，上面还残留少量洗涤剂，在穿戴之后，就会伤害到女性的身体。

在日常生活中，不管女性有没有时间，都要亲手来清洗内衣。内裤的清洗比较简单，现在重点说一下文胸的清洗。首先将文胸浸泡在溶解有中性洗剂的温水中，一段时间后，用手拍击并轻揉罩杯垫，然后将脏水挤出来即可。而对钢圈附近的部位，女性朋友可用牙刷对其进行轻刷，力度不可过大，否则会缩短内衣的使用时间。内衣清洗干净后，不可用

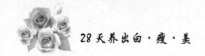

手拧干，可用干毛巾包裹文胸再用手挤压水分，之后将内衣倒着放置，用两个夹子将内衣后带部位夹起来，最后晾晒在阳光下即可。

女人小助理，你的问题我来答

许多时候，笑容是你留给别人的第一印象，洁白整齐的牙齿，何尝又不是一道迷人的风景线呢？牙齿是关乎"脸面"的大问题，很多女性对牙齿问题有许多疑问，现在我们就一起来看下这些问题。

问题一：可以在行经期间把牙齿拔掉吗？

回答：不可以。在此期间，女性的子宫内膜会分泌出大量的组织激活物质，在这种物质的作用下，血液中的纤维蛋白溶酶原会变成具有抗凝血作用的纤维蛋白溶酶。当身体流血时，血液就不容易止住，增大出血量。因此，最好不要在经期进行手术或者拔牙。

问题二：女性应该多长时间去看一次牙医才是最好的呢？

回答：每6个月去看一次即可，这样可以将牙齿上的牙斑、牙石清除，预防牙床疾病。此外，正在妊娠期间的女性或是服用避孕药的女性要经常看牙医，因为体内的性激素水平较高，可能导致牙龈对牙菌膜内细菌的刺激，产生与平时不同的反应，出现肿胀、出血和疼痛等情况。

问题三：电动牙刷刷牙比较方便，这种刷牙方式对牙齿有害吗？

回答：在使用电动牙刷时，应将牙刷震动的方向与正确的刷牙方向保持一致，这样就不会使牙齿遭到破坏了。事实上，与普通牙刷相比，电动牙刷对牙齿更有利。刷毛的抖动可加快口腔中血液的流速，并使牙龈得到很好的按摩。

问题四：多饮用矿泉水，可以防止发生牙病吗？

回答：并不是这样的。天然矿泉水可以提供给人体足量的氟，通常，在每升矿泉水中都含有 0.3 毫克左右的氟，因为氟的存在，人体牙齿的釉质会更多，也可以使牙齿得到很好的保护。但是，过量的氟会导致牙齿发黑。富含氟的食物不是只有矿泉水，还有海鱼、菠菜、白萝卜等。

问题五：早上刷牙时，牙龈总会出血，还伴有口臭，这是为什么呢？

回答：导致牙龈出血的原因数不胜数，最普遍的就是由牙垢和牙石造成的。在牙龈出血后，不可对其置之不理，应马上将口腔清洁干净，破坏细菌繁殖的环境。

为了避免出现牙龈出血，女性朋友可在清晨起床后和夜晚睡觉前对牙齿清洁一次，并每次保持 3 分钟的清洁时间。如果女性患有牙龈炎症，最好用牙线清洁牙齿，并食用富含维生素 C 的食物。此外，不应食用坚硬的食物，以避免牙龈遭受损害，甚至引发坏血病。

问题五：有什么方法可以让牙齿变白吗？

回答：可以使用柠檬汁。在每次刷完牙后，可将纱布浸泡在柠檬汁中，然后再用纱布来回擦拭牙齿，长期这样，牙齿就会变白。这是因为柠檬具有很强的清洁力，还可以起到美白的效果，并富含维生素 C，对牙龈的健康有益。

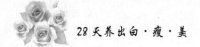
问题六：食用哪些食物可起到预防龋齿的作用？

回答：可以多食用一些较为粗糙的食物。这类食物含有大量的脂溶性维生素与矿物质，在食用时需要用力咀嚼，而在咀嚼的过程中，口腔会分泌出大量的唾液，唾液对胃肠的消化十分有利，而且还可以对牙齿起到清洁的作用。

问题七：上班时间比较紧，可用漱口水来代替刷牙吗？

回答：最好不要这样做。通常情况下，漱口水并不能将牙齿表面上的牙菌斑清除，只是起到消除食物残渣的作用。而且漱口水是药物性的，没有牙齿疾患的人总是使用它，不但没有益处，还会导致口腔内的菌群出现问题，或过敏反应。因此，在时间较紧时，可用盐水来漱口。

问题八：因为牙龈出现肿胀而用药物牙膏来刷牙，这种牙膏不会对牙龈产生较大的刺激，可以经常使用这种牙膏吗？

回答：不可以。我们之所以使用牙膏，是为了清除牙齿上的污垢和口腔中的食物残渣，使牙齿保持清洁的状态。如果在牙膏中添加了氟，可以使龋齿得到一定的改善，但是对于添加了钙质的牙膏，就应该看情况使用了。因为人的牙齿在一定的年龄之后就不会再钙化了。再给牙齿补"钙"，牙齿也"无福消受"了。因此，每种牙膏都不能起到根治牙齿疾病的作用，只能用来预防疾病。当女性出现牙齿疾病后，最好到医院进行检查。

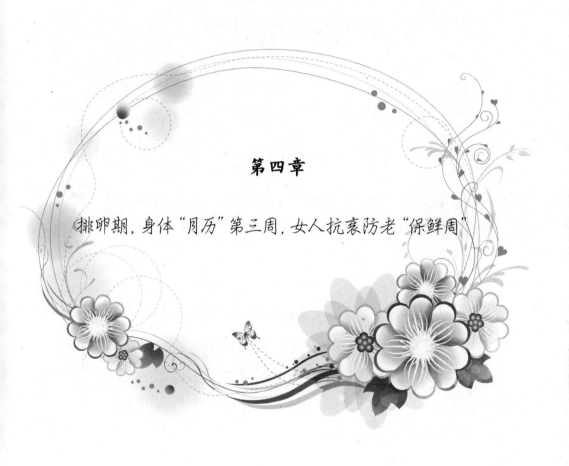

第四章

排卵期，身体"月历"第三周，女人抗衰防老"保鲜周"

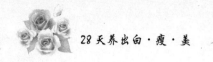

第 1 天，生命的完美孕育，非彼时，在此时

◆ 好 "孕" 气，也可以从食物中来

想要 "孕" 气好，不仅要讲究天时，还需要人和。这里的 "天时" 指的就是受孕概率较大的时期，通常是在排卵的一两天，或者是排卵后的一天。而 "人和" 则是男女双方为孕育宝宝所做的准备，其中饮食是最不能忽视的一项。

在受孕前所食用的食物会影响到女性的受孕概率，还会影响将来胎儿先天的智力、身体素质等。因此，想要拥有好 "孕" 气和健康宝宝，女性在备孕期间就应该改善自己的饮食，增加营养物质。

那么，在备孕期间，女性朋友应该多摄取哪些营养物质呢？

1. 蛋白质

没有水，人就无法生存，而没有蛋白质，人的大脑、肌肉、脏器也将会遭到 "停工"。在备孕期间，补充充足的蛋白质可以使内分泌得到调整，加强激素的合成，有利于维护生殖系统功能。此外，蛋白质的充足还可以使胎儿远离先天性疾病和畸形的危险。因此，准备怀孕的女性一定要每天补充足量的蛋白质。

蛋白质含量丰富的食物包括豆类、鸡蛋、沙丁鱼、玉米、花生、核桃、瓜子等。

2. 钙元素

没有钙元素，人们的骨骼和牙齿就会不堪一击。在怀孕期间，如果女性体内没有充足的钙质，不仅会使自身的身体受损，比如导致骨质软化症、抽筋等，还会影响宝宝的发育，比如导致佝偻病等。此时，女性应该补充比平时多一倍的钙质。所以，在备孕期间，女性朋友应该提前补充钙质，为怀孕做准备。

富含钙元素的食物有乳类与乳制品、动物骨头、豆类及禽蛋等。

3. 铁元素

女人与男人相比较而言，更易缺血，她们对铁元素的需求量很大，特别是在怀孕期间，一旦贫血，身体的免疫力就会降低，容易生病，而且还会造成胎儿营养不良，使孩子的发育慢于同龄孩子。贫血严重的孕妇，在宝宝出生时，很可能会不顺利，甚至还会出现大出血等可怕后果。所以，在备孕期间，女性朋友就应该将身体调养好，补充铁元素。

富含铁元素的食物有面筋、菠菜、桂圆、金针菇、胡萝卜等。

4. 锌元素

锌可以加快人体的新陈代谢速度。如果女性体内没有充足的锌，生殖功能就会出现异常，比如月经不调、闭经等，使女性受孕成功的概率变小。另外，在成功受孕后，如果体内没有充足的锌，胎儿的体重和头颅的发育就会受到影响。所以，女性朋友想要受孕成功，并拥有一个聪明的宝宝，在备孕期间，就应该多补充锌。

富含锌的食物包括鸡肉、白菜、小米、牡蛎等。

5. 叶酸

叶酸对于普通人来说很重要，可以影响人体的新陈代谢，而对于孕

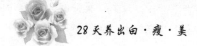

妇而言，叶酸更重要，没有充足的叶酸，女性就会在孕期贫血，并会影响胎儿的大脑与脊柱发育。

有的女性朋友在怀孕初期并不知道自己怀孕了，只在停经后才发觉。但是这样一来，女性就错过了补充叶酸的最佳时期——怀孕初期。为了避免这种情况的发生，女性朋友们在备孕期间，就应该多补充叶酸，最好在怀孕前的半年到一年的时候就开始。

富含叶酸的食物包括油菜、甘蓝、豌豆苗等。

在备孕期间每天补充以上几种营养物质，就会有好"孕"气。但是，一定要注意，任何一种营养物质都不能过量摄取，否则就会适得其反，比如摄取过量的叶酸，会影响锌在人体中的代谢。

◆ 备孕期间，要和紧身裤说"拜拜"

紧身裤，可以展现出女性独有的曲线美，衬托出女性动人的身姿，所以，对于追求姣好身材的女性来说，紧身裤是必不可少的。但是，如果女性朋友想要在近期怀孕，就应该就将所有的紧身裤收起来。

为什么这么说呢？主要原因有以下两个。

1.紧身裤会导致阴部发生炎症

经常穿紧身裤的女性，下半身几乎总处于裹紧的状态，如果阴部产生了湿气，就不容易挥发，从而增加念珠菌阴道炎的患病率。特别是过紧的牛仔裤，牛仔布料很厚，不透气，阴部更不能自由"呼吸"了。此外，牛仔布料没有良好的散热性，会使阴部处于温湿的环境之中，而这样的环境最适合细菌生存，从而容易导致多种疾病，比如膀胱炎、阴道炎、尿路感染等。病菌侵体，精子会很容易在前进的路上被"杀死"，怀孕也就难上加难了。

2.紧身裤不利于胎儿的发育

当女性成功受孕后，若经常穿紧身裤，会影响胎儿的正常生长发育。大部分女性都明白怀孕时不能穿紧身裤，但是一些人在备孕时仍然穿着紧身裤，认为既然自己没有怀孕，紧身裤对胎儿也就没有影响。实际上，大部分女性在刚刚怀孕时，自己并没有发觉，如果此时穿着紧身裤，胎儿就会被挤压，不能进行正常的成长。所以，女性朋友最好在备孕期间就开始穿宽松一些的裤子，让宝宝在舒适的环境中悄然而来。

不管你有多喜欢穿紧身裤，在备孕的时候都要减少穿紧身裤的时间。此外，在穿紧身裤时，要穿宽松一些的浅色棉质内裤，不要穿丁字裤或者是颜色较深的内裤，以免细菌趁机而入。

女人小助理，你的问题我来答

排卵期是决定着受孕的重要日子，对于这一重要的日子，很多备孕的女性都存有很多问题。我们将其中较为重点的问题提出来，让你心中有数，安全备孕。

问题一：据说女性在排卵期时，白带可以拉成丝，可以将其作为正处于排卵期的标志吗？

回答：可以。在早上起床后，女性朋友可在小便前从阴道中取出一些黏液，然后进行观察，记住它的黏稠度、外观，再看看它的拉丝反应。每天如此，3个月后，你就会发现自己宫颈黏液的分泌规律，也就发现了排卵期。

在观察期间，发现阴部比较湿润，且黏液不再黏稠，还可以拉成几

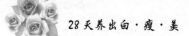

厘米的丝，就说明正处于排卵期。当黏液透明、拉丝的程度达到最大后的第 4 天，就进入了排卵后安全期。

问题二：排卵是不是总发生在低温时？

回答：不完全是。每个人的生理现象都会有差异，所以，没有一个绝对的答案。美国科学家通过研究发现，低温出现在排卵当日的在 39% 左右，出现在排卵前一天的约 1/5，而出现在排卵期前两天的占 16%，出现在排卵期后一天的占 11.4%，后两天的占 6.8%，还有一部分人出现在排卵期后 3 天。可见，并不是所有女性的排卵都发生在低温当日。

问题三：最佳的受孕季节是什么时候？

回答：在 5～7 月受孕是最好的。原因有 3 点。

（1）在此期间受孕，宝宝将在第 2 年的 3～5 月出生，不必承受严寒和酷暑的折磨。

（2）在此时受孕对于准妈妈来说是比较安全的。如果在夏季坐月子，细菌、病毒很容易侵入产妇的身体，从而导致多种产后疾病。如果在冬季坐月子，寒气就很容易侵入产妇的身体，同样会导致疾病。

（3）在此时受孕，正好遇到春夏两季进行交替的时候，水果、蔬菜都非常丰富，可以补充新妈妈的叶酸，预防胎儿流产和胎儿畸形。

问题四：女性和男性分别在多大年龄"造人"比较好？

回答：女子通常在 24～30 岁之间，男子通常在 27～35 岁之间。因为在这段年龄期间，男性和女性身体各个方面的状况都处于比较优越的状态之中，且精子和卵子的活性、活跃度都是相对较高的，对优生优育有利。女性朋友要注意，最好不要在 35 岁以上受孕，否则容易出现流产、胎儿畸形等状况。

问题五：如何记录基础体温？

回答：在本子上绘制一条基础体温曲线。准备一个笔记本，然后将每天测量的基础体温记录在上面，从行经期的第 1 天开始记录，一直到下次行经期的前一天结束。制作一个基础体温表，然后将记录的体温点在上面，最后将每个点连在一起就可以了，这就是一个月经周期的基础体温曲线图。

问题六：基础体温要坚持做多长时间才有效果？

回答：通常情况下，测量基础体温需要持续 3 个月才有效。如果女性朋友的月经周期较有规律，在经过几个月的测量之后，就可以知道自己的排卵日期。为了方便起见，可以从排卵日前 3 ~ 4 天进行测量，等到体温升高后再测量 3 ~ 4 天。

问题六：在测量体温的同时使用排卵试纸，但是在一个方法出现排卵征兆时，另一个方法却没有反应，应该以哪个为准呢？

回答：当两种方法所显示出来的结果不同时，应以排卵试纸为准。通常来说，这两个方法显示相同结果的时候非常少，想要知道哪个方法更加准确，就先要了解两种方法的精确度。

在排卵的前几天或后几天都可能出现低温，所以，根据体温来测量排卵日不会很准确。而用排卵试纸进行检测，大部分的人都出现在排卵的前一天，4.5% 的人出现在排卵当日，所以，排卵试纸的精准度更高一些。

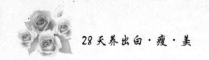

　　大家对于排卵期的诸多问题已经有了基本了解。为了将来有一个健康的宝宝，女性朋友在排卵期一定要注意自己的身体健康，护理好自己的身体，成为一个合格的准妈妈。

第2天，女人，请关注自己的卵巢

◆ 上班族要注意，别让卵巢"缺氧"

随着时代的发展，人们的工作也变得越来越便捷，很多人上班只需坐在电脑前，轻轻敲击键盘，便可进行交易、谈判、销售，甚至是开会。但是在便利之余，女性朋友的健康也受到了威胁。有研究指出，患有不孕症的育龄女性，其原因竟然包括久坐不动导致的"卵巢缺氧"。

这样说并没有夸大其词，当今社会，越来越多的女性出现了不孕，造成这样的结果很大程度上是因为久坐。上班族每天需要在办公室坐8小时，在公交车或自驾车中要坐一会儿，回到家后还要坐，一天之中，几乎没有站着的时间，长期如此，就会导致血液循环不良。在中医看来，女人的身体时刻需要气血的供养。如果身体中的气血不畅通，女人体内的各个器官就无法得到充足的气血，特别是卵巢，最需要充足的气血。气血运行不畅，卵巢就会出现异常状况，导致月经失调、痛经，甚至还会造成不孕或子宫内膜异位。因为卵巢是通过输卵管和子宫相通的，如果气血凝滞，淋巴或血液就会栓塞，输卵管就会阻塞。

久坐的女性，如果卵巢经常处于"缺氧"状态，就会导致卵巢提前老化。要改善这种状况，办公室女性每天至少要抽出半小时来活动一下。

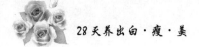

具体来说，可以从下面几方面入手。

1. 让自己多走一会儿

如果女性朋友的家距离公司不远，上下班可以用步行；如果家距离公司较远，可以乘坐公交车，提前一两站下车，再步行。虽然走的距离并不远，但是坚持下去也会有益身体健康。因为在步行时，身体中一半的肌肉、骨骼和经络都在活动。每天走一会儿，就可以加强全身的血液循环，呵护女性的卵巢。

2. 用爬楼梯来代替乘电梯

很多女性上班族不爱活动，即使公司在三楼，她们也不愿意去爬楼梯，一是认为太累，二是认为浪费时间。其实，爬楼梯对身体来说是一种很好的锻炼，在爬楼梯的过程中，随着两腿的交替运动，不但能强身健体、提高心肺功能，还能起到美腿的修身效果。

3. 充分利用工作间隙活动身体

经常坐在办公室中的女性，即使工作再繁忙、再累，也应该让自己每天运动半小时。通过以上两个方法，女性朋友可以锻炼20分钟，剩下的10分钟，可以在工作空隙中进行。比如在复印文件时伸伸腰，在接电话时站起来伸伸腿，在接水时舒展背脊等。虽然只是一些小动作，却仍然有利于身体健康。

◆ 护巢四步走，滋润卵巢在此时

卵巢被称为女性的"秘密后花园"，因为它不仅决定着女性孕育子女的能力，而且还影响着女性的容颜。谁都喜欢自己能够永葆年轻时的容颜和苗条的身材，然而，随着年龄的增长，身体变形、局部脂肪堆积、妇科问题多多、情绪易于波动、精神状态欠佳等一系列问题却总是不断困扰着爱美的女性们。

其实，所有的这一切都与卵巢的衰老有着莫大的关系。卵巢分泌的雌激素，让女人更女人、更青春、更健康……女人保养好了卵巢，也就留住了美丽。

1. 饮食保养法

《本草纲目》里记载了很多食物，如胡萝卜、牛奶、鱼、虾、大豆、红豆、黑豆等，它们都可为卵巢提供充足的营养物质。营养上可以适当补充维生素 E，能清除自由基，改善皮肤弹性，推迟性腺萎缩的进程，起到抗衰老的作用，并可调节免疫功能。

2. 瑜伽保养法

有的女性朋友一听说在脐部进行香薰精油按摩，有助于卵巢功能的稳定，就急匆匆地效仿去了。实际上，与其花大把的钱去做一次按摩，还不如去练瑜伽呢！练瑜伽可以改善卵巢功能，而且学会了即使不用来保养卵巢，也可以修炼气质。

3. 和谐的性生活

和谐的性生活能够促进性激素的分泌，令神经内分泌系统产生极其微妙的变化，使阴道分泌物增加，有利于阴道润滑，也有利于维持卵巢的正常功能，使雌激素分泌达到平衡。

4. 保持良好的生活习惯

良好的生活习惯是健康的保证，对卵巢保养来说也一样。保证睡眠、饮食得当是最基本也最有效的方法。

女性朋友把卵巢养护好才能面如桃花，散发出健康的气息。所以你一定要尽早保养卵巢，让"后花园"变得越来越美丽。

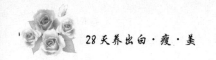
女人小助理，你的问题我来答

卵巢是女性最重要的生殖器官，对于卵巢的保养关乎女性生命健康。卵巢的护理问题不可忽视。我们将常见的问题作为参考，帮助您从误区当中走出来。

问题一：卵巢没有好好护理，女性就会提前衰老，甚至出现更严重的后果，究竟哪些行为会伤害到卵巢呢？

回答：女性朋友不良的生活习惯会伤害到卵巢，比如熬夜、挑食、饮酒、吸烟等，这些行为都会导致卵巢受损。另外，在行经期间吃雪糕、喝冷饮，会导致身体被寒气入侵，使体内的阴阳失衡，同样会对卵巢有害。除了冷饮之外，女性最好远离高脂、高糖、低纤维、低蛋白的食物，这样才能更好地保护卵巢。

问题二：用中药怎样养护卵巢呢？

回答：通过中药对卵巢进行养护，需要针对不同的体质服用不同的中药。在这里为大家推荐几款药膳。

肾虚的女性，可以准备半只鸡，适量的杜仲、桑寄生，3种原料放进锅中慢炖两小时后服用；血虚的女性，可以准备一条鱼，适量的熟地和当归，将3种原料放进锅中慢炖两小时后服用；气血亏虚的女性，可以准备半只鸡，适量的党参和当归，将3种原料放进锅中慢炖两小时后服用；脾虚肾虚的女性，可以准备一条鱼，适量的桑寄生和茯苓，将3

种原料放进锅中慢炖两小时后服用。

问题三：卵巢对女性而言究竟有多重要？没有卵巢，女人会变成什么样子？

回答：卵巢存在于女性盆腔、子宫的两侧，是产生卵子和分泌性激素的器官。对于女性而言，卵巢除了担负着生儿育女、维持女性特有的生理特征的功能外，还对女性容貌、体形、姿态的保持等起着重要作用。如果一个女人的卵巢被摘除了，她的皮肤就会以很快的速度衰老下去，肌肤失去光泽、弹性，乳房也不再坚挺。所以，女性一定要养护好自己的卵巢。

通过上述 3 个问题，我们了解了卵巢对于女性的重要性，也了解了什么样的行为是对卵巢的伤害，怎样才能护理好卵巢。因此，请好好对待卵巢，做一个美丽女人。

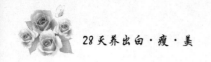

第**3**天，排毒养颜，也要看准日期

◆ 为身体排毒排水，容颜不褪，体态婀娜

爱美的女性都渴望纤细有曲线的身材、白皙嫩滑的肌肤，就算处于排卵期的女性，也绝对不会错过任何一个可以让自己美丽的机会。排毒可以让身体轻盈，肌肤有光泽，因此也是很多女性关注的话题。我们的饮食中有很多排毒佳品，只要常吃具有抗污染、清血液、排毒素功能的食品，就可以让你的身体得到很好净化。

下面，就来认识一下排毒效果比较好的食物吧。

1. 红薯

红薯中含有大量胶原和糖胺聚糖物质，不但可以保持人体动脉血管弹性和关节腔润滑，而且还可预防血管系统的脂肪沉积，防止动脉粥样硬化，减少皮下脂肪。此外，红薯含有大量膳食纤维，能刺激肠道，增强肠道蠕动，通便排毒，有利于减肥。

2. 橙子

橙子的香味有提神的功效，果肉还含有大量的纤维素和果胶物质，这些物质能够帮助促进肠道蠕动，提高肠道的排便功能，及时将人体内的有害物质排出体外。此外，橙子中含有大量的维生素C、维生素P，能够增强人体的免疫力，增加毛细血管壁的弹性，并能降低血液中的胆固醇，尤其适用那些患有高血压、动脉硬化者食用。

3. 血豆腐

这里说的主要是猪血。《本草纲目》记载，猪血可"补铁、止血、解毒"。中医认为，猪血是养血之宝。猪血中的血浆蛋白被人体内的胃酸分解后，可产生一种解毒、清肠的分解物，能够与侵入人体内的粉尘、有害金属微粒发生化合反应，有助于排出毒素。

4. 茄子

茄子是夏秋季节最大众化的蔬菜之一，经常吃茄子，有助于清热解毒。容易生痱子、生疮疖的人，夏季多吃茄子是可以起到预防作用的。不过，茄子性寒，进入秋冬季节后还是少吃为宜。

◆ 推荐给女人的 3 款润肠通便茶

中国人喝茶的历史悠久，用茶疗的方式来保健养生也是古人流传下来的智慧。到了现代，茶疗运用在日常生活的保健养生、瘦身养颜以及预防、治疗文明病方面的效果，更让我们惊叹。在诸多的养生茶中，有 3 款非常值得推荐的润肠通便茶。

1. 马鞭草桂花茶

准备桂花 7 克，马鞭草 9 克，绿茶 5 克，蜂蜜少许。先将桂花、马鞭草用水过滤，再将桂花、马鞭草、绿茶用 500 毫升的热开水冲泡，5～10 分钟后滤汁即可饮用。若要增加甜度，可酌量添加少许蜂蜜。想要多次回冲，可将材料滤出。

经常饮用马鞭草桂花茶，可净化身心、平衡神经系统、润肠通便、减轻胀气、预防且治疗胃疼、胃寒，还可解毒、美白肌肤。

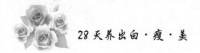

2. 马鞭草鱼腥草茶

准备马鞭草 15 克，鱼腥草 11 克，绿茶 10 克，蜂蜜或甜菊叶，枸杞子少许。先将所有青草药用水过滤，再将所有青草药和绿茶用 450 毫升的热开水冲泡，10 ~ 20 分钟后即可饮用。若要增加甜度，可视情况酌量添加蜂蜜或甜菊叶、枸杞子少许。此方为 1 天的分量，3 天服用 1 次，10 次为一周期。

马鞭草除了可以清肠、减脂外，还可以用来调整气力不足的症状；鱼腥草具有利尿消肿、清热解毒的功效。

3. 决明子茶

准备决明子 30 克。先将决明子炒至适度，碾碎，然后用热开水冲泡，5~10 分钟后即可饮用。每天 1 次。

这款茶有润肠通便，降脂明目的作用，适合各种便秘以及高脂血症和高血压的患者饮用。

4. 青菜茶

准备青菜 300 克。先将青菜榨成汁，然后将青菜煎煮后代茶饮用。

这款茶可以通泻肠胃。适合大便干燥，排出困难或者小便次数少而黄的人饮用。

女人小助理，你的问题我来答

体内的毒素是导致女性身材走形的元凶，也是女性保养姣好皮肤的天敌。现如今，各种各样的排毒方法如雨后春笋一般层出不穷，但每个人的体质各不相同，大众化的、千篇一律的排毒方法并不适合每个人，有的甚至会适得其反，给身体造成伤害。为免大家走入排毒误区，下面选取几个大家最想了解的排毒问题。

问题一：排毒是不是就是清肠通便？

回答：很多人把排毒简单地理解为"通便"，这种观念很危险。通便排出的仅是人体消化道内的废弃物，其他如血液中的毒素、过高的血糖和过多的脂肪等，是很难通过排便来彻底清除的。因此，单纯通便是远远不能达到排毒要求的，它只是排毒的一条途径而已。

问题二：常听人说多喝水可以帮助排毒，这个方法可行吗？

回答：确实如此，很多营养学家认为喝水是最天然、最安全的排毒法，甚至有"水是最好的药"的说法。晨起一杯水就是最方便而快捷的排肠毒的方法。早晨起床后，大口喝下 1～2 杯水，就可以引起结肠反射，使得积蓄在结肠内的粪便移动到直肠，从而产生便意。不过要达到这个目的，就要一起床立刻喝水，因为起床后经过一段时间，肠胃的活动就开始活跃起来，此时再喝水就达不到刺激的效果了。

问题三：朋友圈里很流行断食排毒法，我想尝试一下但又担心这种方法会伤害到身体。

回答：断食确实有清除体内毒素，活化各器官机能，减缓老化延长青春等诸多功能，但是在尝试断食排毒的时候，一定要遵守减食和复食的步骤，也就是断食前要渐渐减少食物的分量、饮食清淡，断食后再慢慢复食，从少量到正常量；不要快速进入断食，或断食后立刻大吃大喝，以免造成肠胃的损伤。没有断食过的人，最好能请教有断食经验的人，了解之后再施行比较安全。

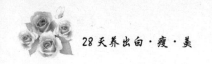

第4天，聪明女人，懂得滋养肠道

◆ 衰老，多是由大肠引起，由便秘所致

女人对衰老的感知，往往是从容颜开始，当脸上出现了第一道皱纹，头发变白了，眼袋下来了……其实，早在容颜改变的时候，这些衰老的特征就在身体中显现了出来。肠道就是我们身体最开始衰老的地方。

在中医看来，"欲无病，肠无渣，欲长寿，肠常清"。由此可见，一个干净的肠道对于寿命而言是何等重要。肠道长达5～6米，而且弯曲的地方非常多，差不多每隔3.5厘米就会出现一个弯折。肠道是我们身体里重要的消化吸收系统，营养从这里吸收，垃圾和毒素由这里排出。

肠道的衰老带来的最直接的问题就是便秘，这会让体内存有大量的宿便，而这些正是导致很多女性肤色晦暗、斑痘丛生的罪魁祸首。除此之外，宿便还会对身体造成以下危害。

1. 导致女性痛经

宿便会令女性体内的气血运行受阻，使盆腔受到刺激，导致痛经发生。此外，宿便还会使中枢神经系统受到影响，造成内分泌失调，从而使月经周期不正常，注意力不集中，睡眠质量下降等。

2. 导致习惯性便秘

宿便"生存"在肠道中，并不是没有重量的，它会挤压肠壁，使肠道功能出现异常，肠道蠕动的速度变缓，造成排泄系统紊乱，最后使女性出现便秘，平坦的小腹越来越肥。

在出现便秘的情况时，女性朋友不可盲目地使用泻药。如果肠道对泻药有了依赖性，反倒会令肠道蠕动的速度更加缓慢，加重宿便的状况，甚至还会引发痔疮、肛裂等状况。如果只是偶尔性便秘，在平时多食用促进排便的食物即可，比如香蕉、红薯、芹菜等。

3. 导致身体"中毒"

因为宿便的存在，人体制造出来的"垃圾"不能及时排出体外，这些物质长时间停留在肠道内，就会被肠道重复吸收，再通过血液的运送，使各个器官都受到毒素的侵袭。长时间如此，女性的面部就会出现信号，不仅皮肤会没有光泽，口中还会发出阵阵的恶臭。而且，小腹也会日益"丰满"起来。

要想让自己身体清爽，解决宿便的烦恼，减少肠道负担，就必须要注意给肠道排毒，为宿便等身体垃圾排出体外创造良好的环境。排卵期的女性尤其要注意给自己的肠道排毒，保持一身清爽，才能让你在这个特殊的时期拥有美丽及好心情。

◆ 不要让"便便"在肠道"留宿"

肠道功能变弱，便秘就会紧随而来。宿便是人体经过消化和吸收后的残余，其中含有大量的色素和细菌，如果不马上排出来，细菌便会在女性的体内大量繁殖，并被大肠多次吸收，使人体出现消化不良、贫血、痔疮等病症，还会影响女性的容颜，比如出现色斑、皱纹等。因此，女

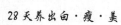

性朋友坚决不可让大便在肠道内"留宿",经常出现便秘状况的女性可以从以下几方面来做。

1. 排便时要专心

有些女性认为排便是一件很浪费时间的事情,所以,在如厕时总喜欢看杂志或玩手机。殊不知,如厕时不专心会增加排便的时间,使肛门充血,最终导致痔疮,加重便秘。因此,女性在排便时应该专心一些,将排便时间控制在5分钟之内。

2. 不要延迟便意

对于工作繁忙的女性朋友而言,当产生便意时,她们可能正在忙别的事情,没有时间去厕所,于是便强压住便意,延迟排便。其实,这样的行为会让女性朋友的肠道越来越懈怠,蠕动的速度越来越慢,导致局部血液循环不畅,使身体各部分机能慢下来,导致排便不畅。

因为工作原因无法正常排便的女性,可以在一天之中选择相对空闲的时间,每天定时培养便意,减轻便秘的症状。在刚开始时,每天在厕所停留几分钟,持续几天,大便就会在那段时间自然排出。但是,如果女性没有培养出便意,且排便困难、大便干又少,应该到医院就诊,尽早治疗。

3. 为肠道补充水分

没有充足的水分,肠道就没有足够的力量将大便排出。因此,女性朋友最好在每天清晨起来喝一杯水,注意要空腹饮用,这样才能让水分在最短的时间内抵达结肠,加强食物残渣在肠道中的蠕动,使其更快地排出体外。另外,女性朋友可以在晚上睡觉前饮用一杯蜂蜜水,使肠道更加顺滑。

在每次用完餐后,女性朋友还可以饮用一杯被水稀释的陈醋,陈醋含有一种酶，可加强胃肠功能，使肠道环境处于一个很健康的状态之中。女性朋友要注意一点，不要在没有进食任何食物时饮用陈醋水，否则会使胃部产生大量的胃酸，破坏胃部的内环境。

4. 按照肠道的需求进食

女性朋友在饮食方面不应该只追求味觉，而应该从健康出发，呵护肠道。爱上火的女性朋友应该多食用清淡的食物，不要食用过多的热性食物，比如羊肉、辣椒、橘子等，以免火气太大，导致便秘。另外，在平时，可多食用粗粮、蔬菜，比如糙米、竹笋、苦瓜、红薯、芹菜等。这些食物都可以促进肠道的蠕动，预防便秘。

5. 调理自己的情绪

当女性朋友的情绪变化很大时，体内的神经系统就会出现异常，从而引发便秘。因此，想要远离便秘，女性朋友应该在日常生活中保持一颗平淡的心，不要让情绪过于激动或抑郁，更不要在抑郁时胡吃海喝。

肠道是我们身体中重要的消化器官，大部分的营养物质也是靠这个器官来吸收的。一旦肠道受到威胁，我们的身体健康就会无法保障。我们只有保护肠道健康，才可以拥有一个好身体。

◆ "吃"走便秘，呵护女性的肠道

便秘已经成为越来越多女性的"小毛病"，它不仅使体内毒素无法排出，而且使得肌肤颜色灰暗，出现色斑、痘痘等，成为健康、美丽的隐形杀手！在解决便秘的问题上，食疗方法虽然不会很快见效，但是效果却是很显著的。现在，就给大家介绍几款可防治便秘的美食。

1. 菠菜猪血汤

准备原料：适量的猪血、菠菜。

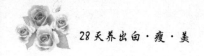

制作方法：将食材清洗干净，猪血切成块，菠菜切成小段；在锅中倒入适量清水，再将食材放入其中进行煮制；当汤水沸腾，食物煮熟后即可食用。

此款汤品可滋养肾脏、强健肺部、通畅大便。每天或隔天饮用1次，持续饮用2~3次即可。

2. 冰糖炖香蕉

准备原料：适量的香蕉、冰糖。

制作方法：将香蕉剥去外皮，切成小段，放进锅中；在锅中放入适量清水，再将冰糖添加进去，一起熬煮即可。

此款汤品可滋阴养血、去燥润肠。每天食用一两次，持续食用多日。

3. 桑葚瘦肉汤

准备原料：适量的桑葚、瘦肉、柚皮，方片糖一块。

制作方法：去掉柚子外皮，放在阳光下晒干；将瘦肉和桑葚清洗干净；所有材料一同放进锅中，加入4碗水，煮3小时后，放入一块方片糖，再煮一段时间即可。

此款汤品可补虚益气、去燥润肠。

4. 玉米须横脷汤

准备原料：适量的猪横脷、玉米须、芡实。

制作方法：将猪横脷清洗干净，去掉油膜，切成片状，与玉米须和芡实一同放进锅中，加水进行熬煮。

此款汤品可通利小便、润肠通便，对糖尿病还有一定的治疗效果。每天或隔天服用一次。

5. 金银花蒲公英汤

准备原料：适量的金银花、蒲公英、木通、白菊花。

制作方法：将所有材料清洗干净，放进锅中，加入适量清水进行熬煮；40分钟左右即可，饮用时可放入少许糖。

此款汤品可消湿、去热、通便，而且还可以提高食欲。

6. 荠菜瘦肉汤

准备原料：适量的荠菜、瘦肉、油、盐。

制作方法：将荠菜清洗干净，瘦肉切成小块；所有材料放进容器中，添加适量清水进行熬煮，等到肉熟烂后，放入调味料即可。

此款汤品可以促进肠胃功能。

有句顺口溜说得好："要想身体健康，大便必须通畅，废渣糟粕不去，肯定断肠遭殃。"一语道出便秘的危害和肠道畅通的重要性，因此大家一定要赶走便秘，在定时排便的同时还要注意饮食问题，让肠道畅通，身体健康。

女人小助理，你的问题我来答

与肠道相关的问题，可以发生在人生的任何一个年龄段，它与我们的饮食不均衡、运动不足、压力过大、生活不规律等有着密不可分的关系。在肠道出现问题时应该吃些什么？怎样才能养好肠道呢？相信有不少被便秘、腹泻折磨的女性在心里都急切地想知道这些问题。

问题一：很多女性都喜欢喝酸奶，因为它可以改善肠道功能，哪种酸奶对肠道功能更好一些呢？

回答：在购买酸奶时，尽量挑选标有益生元、嗜酸益生菌等菌体名称的酸奶，这样的酸奶一般质量都比较高。此外，在包装上写着"低聚半乳糖、水苏糖、低聚乳果糖"等名称的酸奶质量也不错，女性经常饮用，可以调理肠道。

问题二：工作原因常需要出差，可每次到一个陌生的地方，常会因环境变化、生活规律打乱、饮食不卫生等，引起腹泻。这种情况应该怎么办？

回答：可以考虑从下面几方面进行调整。

（1）多食用低脂少渣和高蛋白、高热能食物。

（2）少吃粗粮、生冷瓜果、冷拌菜，少吃含粗纤维多的菜、坚硬不易消化的肉类、刺激性太强的辣椒、芥末、辣椒粉等。

（3）出差时，身边最好准备一点治疗腹泻的药物，一旦因环境改变发生"水土不服"而腹泻时，可以服用止泻药，并注意调整个人饮食。如果已经回来抵达本土，腹泻仍然难止，可以喝些酸奶，因为酸奶中的乳酸菌可以在肠道内定植，从而取代其他不是你原肠道的部分细菌。

问题三：我的肠胃不太好，每个月总是有几天，要不便秘要不就拉稀，肚子还咕咕叫，去医院检查也没什么大问题。这种情况应该怎么调理肠道呢？

回答：首先要养成良好的饮食习惯，不要狼吞虎咽，吃到七分饱就可以了；其次要补充益生菌，把肠道的菌群调整过来，可以多喝一点酸奶；最后还可以给自己的肠道做做按摩。按摩的方法很简单，先在肚脐周围抹上一点风油精，然后用手以顺时针的方向按摩腹部，再以逆时针的方向按摩，直到腹部变热为止。

第5天，白带，时时刻刻反映着女人的健康问题

◆ 注意白带，它的变化预示着你的健康状况

白带对于女人而言，并不是一个陌生的存在，但是却很少有人了解白带所传达的信息。当在内裤上看到它时，很多人的第一感觉会是厌恶，甚至还会想尽办法让白带少一些。事实上，白带的出现是很自然的，如果没有白带，我们的身体肯定是出问题了。聪明的女性应该学会通过观察白带来判断自己的身体健康状况。

白带是一种混合物，由阴道黏膜渗出物、子宫内膜分泌物、子宫颈腺体组成，并由阴道分泌。一般来说，白带为白色、略微透明状物质，质地黏稠，量不多，通常不会影响生活。但是，在特殊情况下，白带的量就会增多，甚至还会将内裤弄湿，此时无须太过担心。这种现象并不一定是你患上了妇科疾病。在以下这几个特殊时期，白带也会增多。

1. 月经前的两三天和月经当天

在月经到来前，盆腔会充血，导致阴道和子宫产生比平时略多的分泌物，使白带的量变大。

2. 排卵期

女性的阴道所分泌出的白带会随着月经周期的变化而出现不同，卵

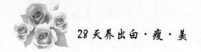

巢所分泌的性激素会影响白带的量。当性激素分泌较多时，白带的量就会变大，反之，白带的量就会减小。

当女性处于排卵期时，体内的性激素分泌会变多，导致宫颈黏液大量分泌，因为这种物质中含有大量的氯化钠，会吸收体内大量的水分，造成白带量增大，而且会很稀。但是这一时期的白带具有很不错的弹性，只要用手拉引，就会变成一条长丝。

3. 性生活时

通常情况下，女性在性爱时，会因为兴奋而使盆腔充血，在这种情况下，阴道分泌物就会变多，而且，此时前庭大腺会产生润滑阴道口的液体，与白带一起从阴道排出，就会使白带看起来比平时多了很多，这种现象是正常的。

在此，需要提醒女性朋友的是，当白带的分泌量很多时，不要频繁清洗阴部。这是因为在阴道内部存在大量的有益菌，如果对其进行频繁的清洗，就会使阴道的内在环境遭到毁坏，白带的分泌量可能越来越大。

当女性发现白带增多，但并没有其他异常情况时，不要对其过分关注，只要每天更换内裤，使阴部干爽就可以了。过了这几段特殊时期，白带的分泌量就会达到正常水平，不会妨碍正常的生活。

◆ 白带有警报，过多过少都是病

在上一小节中，我们了解到了女性在某些特殊时期会出现白带增多的现象，但是当女性的白带变多时，也不要完全忽视，因为你可能患上了某些妇科疾病。此外，白带的分泌量突然变少了，也可能是患上了妇科病。这两种现象都属于"白带异常"。

白带的分泌量突然变多，如果其形态和颜色都没有变化，就不用担心自己患上疾病了。如果在量多的同时，白带的颜色和形态还发生了变化，女性朋友就应该注意了。通常情况下，白带增多的异常情况有以下几种。

1. 白色豆腐渣状的白带

当女性的白带出现这种形态时，就说明患上了念珠菌阴道炎，这种炎症出现的频率并不低，通常不会使白带的量变多。女性朋友在患上这种炎症后，在观察阴道口时就可以发现一些白沫，将白沫清除后，可发现阴部会有些溃烂。

2. 黄色泡沫状的白带

当女性的白带出现这种形态时，则说明患上了滴虫性阴道炎。滴虫是一种原虫生物，是肉眼发现不了的。但是在白带流出后，会在女性的内裤上留下淡黄色或淡绿色的痕迹。此外，还会在内裤上出现泡沫，且阴部有些灼热的感觉。

女性朋友在平时患上这种炎症的可能性很大，很多生活细节都会导致炎症的发生，比如将内裤的里面翻在外面晾晒，长期在公共游泳池中活动，使用了公厕的坐便器等。所以，女性朋友要想远离这种炎症，就应该远离公共用品，不要给滴虫创造侵入的条件。

3. 褐色果冻状的白带

当女性的阴道分泌物出现这种状态时，则很有可能患上了宫颈癌。导致宫颈癌的原因数不胜数，比如滴虫、病毒、细菌等，一旦宫颈出现异常状况，它就会分泌出大量的物质，并从阴道排出，常常会给人"白带增多"的假象。当发生宫颈癌时，女性阴道所分泌出的物质就会呈现出黄绿色或者褐色，质地黏稠，偶尔会混有血丝。当发生这种状况时，女性朋友应立即到医院进行检查，以免错过最佳的治疗时期。

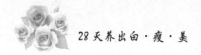

4. 清水状的白带

白带量变多，没有异味，没有颜色，呈现出透明状态，如同鸡蛋清，或者稍微浑浊一些。白带呈现出这种状态虽然不能说明身体中存在妇科疾病，但是可以说明女性身体较弱，或者身体中出现了慢性疾病，应尽量到医院确诊。

5. 脓血状的白带

当白带较浓，色黄，其中夹杂一些血液时，很有可能是染上了阿米巴性阴道炎，这是由阿米巴滋养体导致的。

以上是白带增多时的几种异样情况。白带过少也在预示着某种妇科疾病。我们知道，白带的分泌量较大，就说明卵巢所分泌的性激素较多，所以白带太少就说明卵巢功能出现了问题，从而使性激素分泌量减少。导致卵巢提前衰老的因素有很多，比如多次流产、经常精神抑郁、肾炎或慢性肝炎等。

白带量太少对女性的身体和生活会有很大的影响，女性的阴道会过度干燥，导致自我防御机制变弱，易引发多种阴道炎症。此外，没有足量的白带，女性的性欲会下降，还会导致性生活不顺畅。

当白带过多或过少时，女性朋友不应该忽视，最好到医院进行检查，并配合医生的治疗。特别是对于由器官病变导致的白带过少，在积极治疗时，还应该在平时多食用营养物质，提高体内激素的分泌水平。

◆ 女人，别把阴液当成白带

当女性在与爱人进行亲热行为时，会感觉到私处有水一样的液体流出，出现这种状况时，有些女性会感到很尴尬，以为这些是白带。其实，有些性知识的人都知道，这是"阴液"，绝非白带。

阴液和白带的"外表"虽然有些相似，都是透明无色的液体，但是成分却千差万别。阴液的主要成分有少量的腹腔液、输卵管液、颈管黏液、子宫黏液、卵泡液、阴道黏液、前庭大腺分泌液。

那么，女性的阴液具有哪些作用呢？

1. 呵护精子

阴液可以使阴道中的酸性变弱，确保精子的存活数量，将精子在女性体内的生存时间拉长，使其可以和卵子相遇，从而使女性的受孕概率变大。

2. 润滑阴道

阴液可以起到润滑阴道的作用，减轻性生活中所产生的疼痛感，使爱侣间的性生活更加和谐。

3. 防止阴道感染

因为阴液的存在，阴道内的酸碱性可以得到调节，从而抑制有害细菌的滋生与繁殖，以免阴道遭受感染。

由此可见，阴液与白带绝对是不同的，而且对于女性而言，阴液必不可少。那么，为什么女性所分泌的阴液有多有少呢？阴液的数量会因为女性的情绪、激素的变化而变化，此外，药物也是影响阴液分泌量的因素。通常情况下，年轻女性在1分钟之内就可以产生大量的阴液；而中年的女性需要3分钟才能分泌出阴液，而且量不多。在进行夫妻生活前，男女两人的"前戏"时间越长，"性"趣越高涨，女性私处所分泌的阴液就越丰富，而夫妻生活也会更加和谐。

当女性的阴液质量较低时，也许是患上了某些疾病，女性应该格外注意。如果阴液的量较大、其中含有血丝，或者在夫妻生活时很少分泌阴液，应该尽早到医院进行治疗。

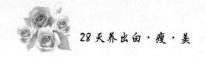

女人小助理，你的问题我来答

私处问题一直都是女性朋友非常关注的，对于私处健康更是重点监督。女性一旦发现私处出现异样，立刻变得非常敏感，因此也有不少的疑问产生。

问题一：怀孕后感觉白带比以前多了，这是正常现象还是有什么病呢？

回答：这是正常现象。白带的出现是从女性步入青春期开始的，这是一种生理现象。在性激素的作用下，它会进行有规律的变化。女性在妊娠时期出现白带并不是异常现象，而且分泌量远远多于平时。这是因为女性在怀孕后，阴部、子宫颈部位有很充足的气血和水分，所以会产生相对较多的白带。随着怀孕时间的增加，私处所分泌的白带量也会相应增多。所以，在怀孕时私处分泌出量多的白带不是异常现象，但是，如果白带的味道或颜色发生了变化，就应该去医院检查一下了。

问题二：在行经期到来之前，白带会表现为哪些症状呢？

回答：在女性的"好朋友"快要来时，白带的分泌量相对于平时而言，会增多一些。这是因为在"好朋友"还没来时，盆腔就已经处于充血状态了，而宫颈和阴道处的血流量也会相应变多，因此，私处会分泌出较平时更多的白带。在马上就要来月经时，白带会略微夹带着粉红色。在月经结束后，白带的分泌量就会恢复如常。

问题三：在清洗内裤上的白带时，闻到一股恶臭，这是怎么回事呢？

回答：当女性的白带出现恶臭时，可能患上了淋病、滴虫性阴道炎，或者宫颈癌等疾病。

（1）淋病。这种疾病会导致女性的私处分泌出较多的物质，并伴随着恶臭。在治疗时可选择头孢类抗生素。在此，应注意一点，爱侣之间一旦有人出现淋病者，两个人都需要进行治疗。

（2）滴虫性阴道炎。这种疾病经常出现在女性的月经前后的一段时间，是比较普遍的一种病。它不仅会导致女性分泌出较多的白带，还会引起私处瘙痒，并出现灼热感。白带不仅会增多，还会伴有恶臭，并表现为黄白色或黄绿色。在治疗时，可选择甲硝唑，女性在患病后应与伴侣一同治疗。

（3）宫颈癌或子宫内膜癌。女性在出现这种疾病后，私处分泌的白带会变多，如同米汤一样，并伴随着恶臭。

通过上面的介绍，你了解白带了吗？对于白带出现的几种症状，你已经能够判断身体状况了吗？自己能够解决身体上的不良状况固然是好，但是，当你解决不了的时候，一定要去医院做一个系统的检查，防患于未然。

第6天，做有氧运动，圆"婀娜美人"梦

◆ 有氧健身，激活细胞，燃烧脂肪

体态婀娜是众多女性的追求，在卵泡期加强锻炼身体，很容易就可以将身体上的"肥肉"甩掉，但是，在排卵期，女性朋友也不能懈怠，否则你的瘦身之梦就会破灭。在排卵期，女性最适合做的运动就是有氧运动，比如步行、慢跑、骑自行车、游泳、练太极拳、跳绳、球类运动等。

有氧运动不是在任何时候都可以进行的，必须是在氧气供应充分的条件下进行。那么，怎么判断运动究竟是不是"有氧运动"呢？我们可以通过测量心率来判断。每分钟心率在150次左右的运动量就是有氧运动，这是因为在这种情况下，血液能给心肌提供充足的氧气。有氧运动的强度不高，但是比较有韵律，运动的时间较长。每次运动的时间应在1小时以上，两三天进行1次。

在进行有氧运动时，体内的糖类、蛋白质和脂肪会逐渐被分解，从而获得动力。在运动5分钟左右时，人体内的糖原会开始被消耗；在运动30~60分钟时，人体内的脂肪就会被消耗，为运动提供50%的热量。运动的时间越长，体内的脂肪被消耗得就会越多。想要瘦身的女性朋友，在进行有氧运动的同时，再进行合理的膳食，就可以达到瘦身的目的，

而且瘦身后的体重也可以维持下去。

此外，有氧运动还可以增强人体的抵抗力，延缓衰老，并加强大脑皮质的工作效率和心肺功能，还可以预防动脉硬化，使人远离心脑血管疾病。所以，对于经常用脑的女性朋友而言，有氧运动是不错的选择。那么，为什么有氧运动会如此神奇呢？因为在运动的时候，肌肉会进行收缩，在此期间，会消耗掉大量的氧气和营养物质，心脏的收缩频率也会相应增加，而且每次向外输送的血液量也相对有所增加。此外，人体还会需要大量的氧气，这样呼吸的频率就会增多，而肺部的收张程度也会变大，长时间进行这样的运动，肌肉就会持续收缩，而心肺也会为肌肉提供大量的氧气，并将肌肉产生的代谢物排出，这样就会增强心肺的耐力，进而使人体可以适应更长时间的运动，且不易疲乏。

有氧运动的时间很长，没有充足的准备会很容易产生不适感。那么，女性朋友在运动之前，应该做哪些准备呢？

（1）在运动之前可以饮用一些热水、热汤，以便使体内的新陈代谢更快，从而使身体预热，在较短的运动时间中得到更好的锻炼效果。

（2）在运动一段时间后，脂肪会被消耗，肌肉会因此而处于紧收状态而出现酸痛感，对此，女性在运动前可补充一些氨基酸，使肌肉的酸痛和僵硬状况得到缓解，菜肴可选择麻婆豆腐、海鲜饭团等。

（3）在运动结束之后，不要马上进行休息，应做一做放松运动。

综上所述，女性在追求婀娜体态的时候，在排卵期健身也是可取的。步行、慢跑、骑自行车、游泳、健身操、球类运动等有氧运动，都是很好的选择。

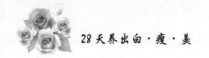

◆ 晨练不如晚练好，散步慢跑都健身

散步，可以说是一种简单易行的有氧运动，任何女性都可以进行。而且这种运动方式对时间和地点都没有要求。通过散步，人体的血液、骨骼、肌肉、韧带、大脑、神经都被调动了起来，而且还可以调节人体的脏腑器官，加强新陈代谢，从而起到健身的作用。

对于女性而言，散步的益处包括以下几方面。

（1）加强新陈代谢。通过散步，人体的脂肪、蛋白质、糖类会得到更快消耗，从而使血脂和体重下降，并在一定程度上减小了患上高血脂症、高血压、糖尿病等疾病的概率。

（2）提高食欲，加强食物在体内的消化与吸收。

（3）改善心、肺功能。迈着大步快速向前走，可使心率和心脏每次向外输送的血量增加，加快血液的流速，使心肌和血管的强度、韧性得到增强。此外，还可以增加肺活量。

（4）在散步的过程中，人的精神会越来越放松，郁闷和压抑的心情也会得到释放，而且还可以增强人体的免疫力。

（5）经常散步，可使肌肉的张力和强度越来越大，体能也会得到增加，从而使人更具有活力和耐力。

（6）加快心脏和大脑的代谢。在散步时，身体的骨骼肌肉会进行有节拍的收缩、扩张，使四肢血管受到压迫，从而使其更具有活性，减小周围血管的阻力，稳定血压，进而使心脏更加"轻松"，并能够预防心脑血管疾病。

（7）在散步的过程中，全身放松，端正身体姿态，顺畅呼吸，长期如此，可使体形越来越健美。

通过以上介绍，我们可以知道散步的益处太多了。其实，不只是益处多，散步的方式也是多种多样，具体来说，包括以下几种。

1. 脚尖行走

将脚跟抬起，以脚尖为落地点向前行走。这样的行走方式可使足心和小腿后侧的肌群处于紧张状态。

2. 脚跟行走

将脚尖抬起，以脚跟为落地点向前行走，双臂在身体前后有节拍地摇摆，使身体保持平衡。这样的行走方式可使小腿前侧的伸肌得到锻炼。

3. 快速行走

这种行走方式可使心血管系统和消化系统功能逐渐得到加强，促进基础代谢，尤其是对盆腔和下肢的益处很大。在快速步行时，每步最好能达到1米，速度以110米/分钟为宜，步行的时间应在20分钟以上，但不要使自己出现疲乏感。快速步行的时间以饭前1小时，饭后两小时为宜。

4. 两侧行走

身体向左侧平移几十步，再向相反的方向平移几十步。

5. 内八字行走

通常人们的行走方式为直线行走或"外八字"，在自然行走一段时间后，改用"内八字"行走，可缓解身体的疲乏。

6. 向前爬行

将身体缓缓蹲下，双手放在地面上，后背应与地面略微平行，用手向前爬，脚向后蹬，身体缓慢向前。这样的行走方式可使流经头部的血液增多，减轻心脏的压力，并对颈椎病、下肢静脉曲张等疾病有较好的辅助治疗作用。

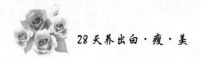
7. 倒退行走

在进行这种步行方式时，应选择一处平地，倒退步行时不可弯曲膝关节，双臂应在身体的前后自然摇摆。这种步行方式可使人体中不经常锻炼的肌肉运动起来，加快血液的流速，使人远离脑萎缩和腰腿痛。

由上可见，步行的种类真的很多，而且每种方式可以给人体带来不同益处。在此需要提醒女性朋友的是，无论你选择了哪种步行方式，都应该持之以恒，坚持几年，这样你才能真正感到锻炼身体带来的益处。

女人小助理，你的问题我来答

瘦身一直都是女性朋友一直谈论的问题，"不管你是胖还是瘦，总是感觉自己多块肉"，这可能是女性心理最真实的写照。吃减肥药可能反弹，节食透支身体，最好的方法就是做运动。在运动上有疑问的女性朋友，可以从下面的问答中找到答案。

问题一：做有氧运动对身体健康十分有益，那么，是不是做得越多就越好呢？

回答：不是的，做有氧运动一定要控制运动量。适当的有氧运动可以帮助女性消脂减肥，恢复苗条的身材，但是运动量超过了一定的标准，身体的肌肉也会跟着脂肪一起被消耗。有研究表明，人体如果进行有氧运动超过两小时，人体中绝大部分的白氨酸就会分解，而这种物质可以影响肌肉的生长。此外，长时间连续做有氧运动，很可能会导致肌肉拉伤。

问题二：从瘦身效果方面来看，有氧运动好一些，还是力量训练好一些呢？

回答：这两种运动都具有健身效果，但想要瘦身效果更好，应将两者结合在一起。第1种运动方式会将体内的脂肪先分解掉，而第2种运动方式，会将体内的糖先分解掉。此外，在时间一定的情况下，进行力量训练所耗费的热量比有氧运动要少。但是，这些都不能证明做有氧运动所取得的瘦身效果要好一些，想要更好的瘦身效果，应该将两种运动结合在一起，而且，进行力量训练可以加快体内的代谢，使人在停止运动后也可以消耗热量。

问题三：骑自行车可以起到很好的瘦身效果吗？

回答：可以。自行车属于有氧运动，而且具有一定的周期性，脂肪消耗相对较多，所以，经常骑自行车可以起到很好的瘦身效果。此外，骑自行车还可以对体内的脏腑进行锻炼，对患有颈椎病、腰椎间盘突出等疾病的人具有一定的辅助疗效。骑自行车运动需要每两天进行1次，每次最好可以维持40分钟以上。

通过上述问题，我们清楚了瘦身运动到底应该如何去做，怎样做才会有很好的效果。因此，在为自己塑造曼妙身材的同时，一定要关注自己的身体健康，不要过量，也不要偷懒！

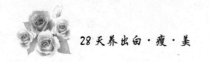

第7天，放松身心，拥抱全世界的关怀

◆ 事业女性，爱钱的同时更要爱身体

职场上很多女性称得是"拼命三郎"，只要工作没做完就会吃不下也睡不好，干脆自动加班，或把工作带回家继续处理。工作虽然很重要，但是女性朋友们也不要因此而忽视了加班对自身的损害：经常熬夜加班会损伤皮肤，不利于排毒而引起痘痘，使皮肤暗淡无光，内分泌失调从而引发其他疾病……但是，还有一个更重要的伤害就是：使女性成为妇科病的青睐对象。

那么，女性朋友应该如何驾驭工作压力这匹烈马，使它成为你事业成功的动力，而不是健康的障碍呢？

1. 设定一个切实可行的目标

要充分考虑到自身的特点，因为每个人都有稳步发展的长处和短处，在选择目标时要注意扬长避短。另外还要考虑到实际的客观条件是否具备，这就像盖房，光有设计蓝图（理想）还不行，还应该有砖、水泥、钢筋等建筑材料（能力、机会等）。

2. 制订实现目标的计划

要达到目标，就像上楼一样，必须是一步一个台阶地走上去。不用梯子，一楼到十楼是绝对走不上去的。制订计划就像设计楼梯一样，将大目标逐步分解为多个易于达到的小目标，那么当你一步步实施计划时，每前进一步，达到一个小目标，都能使你体验成功的感觉。

3. 生活规律化

应该注意保证睡眠时间和饮食规律，在工作之余给自己留点时间，做些自己感兴趣的事情，能使你紧张工作的大脑松弛下来，还能使你在下一个工作单元中保持较高的工作效率。

4. 适时地转移

如果条件不具备，通过多方面的努力仍不能达到目标，那么你应该分析一下，这个目标对于你是否合适。如果不合适，再努力下去也只能是失败。这时你可以说一句"我尽力了"，适时地退出，重新设立新的目标。

5. 寻求心理医生帮助

当你的心理调整不过来时，心理医生通过心理治疗及药物治疗，能帮助你减轻痛苦的强度，缩短痛苦时间，修正心理上的偏差，发挥你的潜力，去重新寻求事业的成功。

聪明的女性应该做到生活有规律，在工作中讲求效率，避免熬夜，保持充足的睡眠，这样才是对自己健康负责的表现。

◆ 冥想法——放松身心，给自己解压

大城市的上班女郎都肩负着很大的职场压力，每月的目标总是想方设法完成。职场如战场，如何缓解职场压力已经成了现代女性迫在眉睫的问题。现在过劳死概率越来越大，女性朋友们还是要学会如何放轻松，好好缓解一下职场压力吧。职场女性，学会玩转职场，就要懂得如何释压，

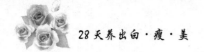

下面就给大家介绍一种冥想解压法。

冥想的步骤如下。

（1）选择一个不被打搅的时间和安静的地点。

（2）坐在直立的椅子上，或双腿交叉盘于硬垫之上，双手轻握放在大腿上。整个冥想的过程中保持上身直立，尽可能放松肌肉，别让头或肩倾斜或背部朝后仰。

（3）闭上双眼，把注意力集中于呼吸，保持一切轻松自然。

（4）把你头脑的全部意识关注到对呼吸的感觉上，无论你聚焦于鼻子还是腹部，选择一个焦点并坚持到底，别让注意力随呼吸而转向全身，让它始终停留在你所选择的焦点上。

（5）你也可以在呼第一口气时默数1，第二次数2，第三次数3，一直数到10，然后往回数，每呼一次数一次，一直数到1，又往回数到10，这样循环往复。不要害怕在计数过程中走了神，你可以再回到1，从头开始。

（6）冥想过程结束后，慢慢地从座位上站起来。在从事各项活动时，保持住冥想过程中体验到的平衡意识。用意识呼吸的方法去努力意识周围的所见所闻，不要急于脱离联想链。

冥想几分钟并集中注意于呼吸，职场女性可以有意识地让白天令人愤怒和受到伤害的记忆进入大脑意识。通常这种体验记忆会带来瞬间的情感反应，然而在冥想的宁静之中返回我们头脑中的记忆，不再带有任何的情感震动，我们就会以超然的目光来审视它，这是从冥想中学会的对待压力甚至任何思想的态度。

女人小助理，你的问题我来答

性爱带来的满足与愉悦是其他任何形式都无法取代的。在现实生活中，很多女性对性生活存有一些疑问，却因为一些旧观念而难以启口，这里回答一些大家最常见的问题。

问题一：我快结婚了，对于结婚后跟老公的性生活，莫名的害怕，怕疼，怕接触。不知道我这样的情况应该怎么办？

回答：女性对新婚后的性生活产生恐惧心理，这完全是正常现象。想要减少这种恐惧感，需要你首先了解性交的过程，跟自己所爱的人亲密接触是一种幸福，决不是受到侵害。从生理上来说，女性的阴道具有良好的伸展性，只要你不害怕，就完全可以获得快感而不是痛苦。另外，女性最好能跟另一半进行这方面的讨论，可以增加亲密感，打破不必要的羞耻心理。

问题二：在进行性生活时有什么禁忌吗？

回答：由于一些人缺乏必要的性生活知识，粗鲁行事，结果给双方的身心健康带来很大的危害。一般来讲，以下几种情况夫妻不宜过性生活。

（1）清晨不宜过性生活。如果此时进行性生活，人会因得不到适当的休息而使体力得不到恢复，一整天都会感到头昏脑涨，四肢无力，提不起精神。

（2）合理、和谐的性生活，应在双方有需求的情况下进行。如一方

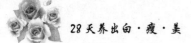

因种种原因而不愿过性生活时，另一方不可强人所难，以免造成对方产生反感心理。

（3）在污浊、杂乱不堪的环境里过性生活，会影响男女双方的精神状态，干扰性生活的成功。如果男性的性器官不卫生会威胁对方的健康，将细菌等病原体带入女方体内，损害爱人的健康。

（4）吃完饭会使胃肠充盈并充血，大脑及全身其他器官相对血液供应不足，故不宜在刚刚吃饭后就过性生活。而饥肠辘辘，人的体力下降，精力不充沛时，过性生活往往不易达到满意的效果。

（5）经期不宜过性生活，此时性交不但会使阴道充血加重，造成经血过多，经期延长，还会诱发阴道炎、子宫内膜炎、宫颈炎等。

问题三：结婚三四年了，可从来没有体会过所谓的性高潮，不知道这样算不算性冷淡？

回答：一个不能达到性高潮的女人并不等于性冷淡。性高潮是一个全身的反映，一些人仅仅通过乳头的刺激，一些信息甚至是通过想象就可产生性高潮。性高潮并不是性交过程的关键组成部分，愉悦的感觉才是最重要的。疲劳的程度、性前戏的时间和方法、相互信任的程度和共同的生活经历都会影响性高潮的感觉。

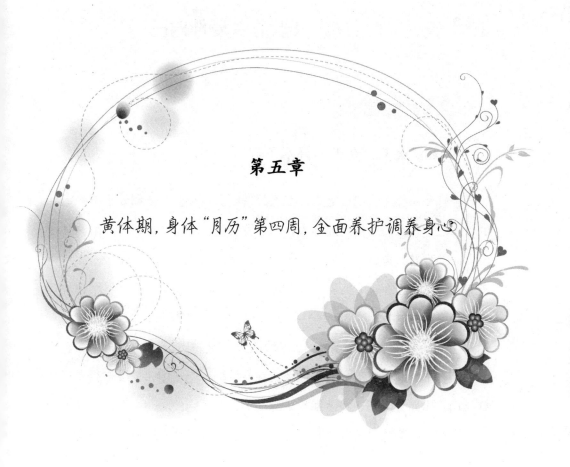

第五章

黄体期，身体"月历"第四周，全面养护调养身心

第 1 天，关心激素，就是在关爱你自己

◆ 激素水平，女人不得不了解

在月经来临的前 7 天之中，女人的情绪、精神、身体都处于不稳定的状态之中。有的人情绪波动大，胡乱发脾气，工作时注意力分散；有的人面部难看，斑点、痘痘大范围冒出；有的人乳房又胀又痛……你知道吗？其实，这些都是激素"惹的祸"。

很多女性对激素这个词并不陌生，但是对它并没有一个全面的了解。激素是内分泌细胞合成并分泌入血液的化学信息物质，我们身体的代谢、发育等各个方面都离不开它的调节。在女性的一生之中，要度过很多特殊时期，比如月经期、怀孕期、绝经期等，在不同的时期，女性的身体会发生相应的变化。随着年龄的增长，女性的容颜和身体机能会一点点衰退，在这个过程之中，激素则起到很重要的作用。

从我们出生开始，体内就存在激素了，因为它的存在，我们的代谢才能够平衡，身体才能够维持健康。当女性处于青春期时，身体的内在和外在都会向成熟转变，使女性散发出成熟的魅力；在婚后生活、怀宝宝时，激素在其中起到了至关重要的作用；当步入更年期后，女性体内的激素将会逐渐衰退，而女性也会告别青春。所以，在任何时候，激素

的变化都会影响女性的外在美丽和内在健康。

有很多女性面容憔悴，皱纹横生，没有光泽，这些特征和她们的实际年龄十分不符，为什么会出现这种现象呢？其实是激素的分泌出现了异常。如果不对此进行调理，则会更快衰老下去。其实，想要留住青春的脚步，只要将激素维持在正常的水平就可以了。

那么，怎么判断自己激素的分泌水平是否正常呢？女性朋友可做一下下面的测试。

（1）总是感觉身体疲乏。

（2）在绝大多数情况下，感觉自己很幸福。

（3）总是出现抑郁的状况。

（4）情绪偶尔会变化很大。

（5）很希望自己马上退休。

（6）一点小事就可以让你动怒。

（7）感觉工作量非常大。

（8）总会感觉自己的压力很大，还很焦虑。

（9）"性"趣十足。

（10）经常与朋友一起逛街、聊天。

（11）性功能减退。

（12）在夜间入睡非常不易，睡眠质量不高。

（13）一觉睡醒后，感觉精神饱满。

（14）总是忘记很多事情。

（15）经常感觉思维很乱。

（16）必须把即将做的事情写在本子上，才可以保证不忘记事情。

（17）注意力分散。

（18）体质较弱。

（19）体重超出标准体重的 20%。

（20）综合来看，身体状况很好。

（21）身体经常出现不适症状。

（22）总是感觉肌肉和关节又酸又疼。

（23）体重总是不能降低。

（24）胆固醇在 200 以上。

（25）胆固醇在 240 以上。

（26）肌肉比较健壮。

（27）高密度脂蛋白在 55 以下。

（28）血压处于正常水平。

（29）视力有些下降。

（30）小便次数比较多。

（31）消化系统出现了病痛。

（32）身体上局部皮肤出现了下垂的状况，包括面部、臀部、腹部、颈部。

（33）与同龄人相比，感觉别人年轻一些。

（34）大腿上存在很多脂肪团。

（35）很长时间都不用修剪头发。

（36）伤口不容易自动愈合。

（37）觉得健身并不是一件很简单的事情。

（38）感觉已经没有足够的体力了。

（39）做自己曾经做过的运动，呼吸比之前急促了些。

（40）感觉活得很有动力。

（41）感觉没有长时间的耐力了。

（42）年龄处于 45 ～ 54 岁之间。

（43）年龄处于 55 ～ 64 岁之间。

（44）年龄大于 65 岁。

根据自己的状况，对以上 44 项进行选择，然后将选择的项根据下面的分数相加。

选择第 1、3、8、22、23、24、29、30、31、33、34、35、36、42 项，每项加 1 分。

选择第 4、5、6、7、11、12、14、15、16、17、18、19、21、25、27、32、37、38、41、43 项，每项加 2 分。

选择第 39、44 项，每项加 3 分。

选择第 2、9、10、13、20、26、28、40 项，每项减 2 分。

计算完毕后，参考以下分类，你便可以得知自己的激素水平是否正常。

总分 < 14 分，表示激素处于正常的范围内，整体情况比较健康。

总分处于 15 ～ 30 分，表示激素有些失衡，身体中的某些方面需要调节，以免衰老加速。

总分 > 30 分，表示激素的分泌十分异常，需要有针对地对身体进行调理。

◆ 盲目减肥，当心"激素分泌失调"找上你

女性一生的健康和美丽都离不开激素，想要让激素呵护你，女性朋友就应该善待它。有很多女性为了苗条的身材而前赴后继地去减肥，各种减肥方法都要尝试一番，然而不适当的减肥很有可能会影响到激素，使你的身体受到伤害。

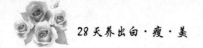

那么，哪些减肥方式是不适当的呢？

1. 过度节食

通常情况下，女性朋友首先想到的减肥方法都是控制饮食。通过这一方法，体重确实会马上减轻，但是身体内各部分机能都不能马上适应"粮食短缺"的状况，没有营养的供给，身体便会不堪一击，而激素的分泌也会出现异常。部分女性朋友为了减肥，缩小食量，结果确实瘦了，但是月经却失调了，甚至还出现了闭经。

2. 过度运动

运动这一健康的减肥方式受到很多人的推崇，不过，在运动的时候一定要注意避免过度运动，否则会使激素水平失调，影响身体健康。过量的运动之后，身体中的脂肪和肌肉组织的比例会发生变化，使内分泌出现异常，导致月经无规律，甚至闭经。

所以，当你坚定信心决定减肥时，应该考虑到以上两方面内容，不要为了美丽，拿健康当赌注。

对于女性朋友而言，减肥最好的方式便是运动，只要避免过度运动，你就可以得到完美的身材。调查表明，总是锻炼身体的女性，体内激素分泌的水平比不爱运动的女性要高一些，月经周期也比较有规律。因为运动可以很好地调节体内的激素水平。当女性体内的激素水平协调了，皮肤就会红润、有光泽，而身材也会胖瘦适宜，毛发也会光滑、柔顺。但是，选择哪些运动项目才合适呢？又应该运动多长时间呢？

在月经到来前，女性朋友最好选择有氧运动，比如步行、慢跑、练习太极拳、骑自行车等。这些运动的动作幅度不大，而且运动强度不高，持续的时间长，很适合处于这段时期的女性朋友。每 7 天进行 3 次有氧运动，每次进行半小时是较为适宜的。在每次运动后，女性朋友最好可以测量一下自己的心跳，以每分钟130下为宜。

进行有规律的运动，不仅可以让女性减掉身上令人厌恶的"赘肉"，还可以使全身的气血得到畅通，并使体内的各个器官得到充足的氧气，从而有利于新陈代谢，使内分泌维持在健康的状态之中。

◆ 给身体做个按摩，调节激素

激素的分泌变化万千，只要我们不好好对待它，它就会失调，并威胁我们身体健康。在月经到来的前一个星期，不妨用你灵活的双手给身体做个按摩吧。用手指轻轻地按压，可以刺激神经系统，使身体机能和内分泌状况得到改善，让你的身体散发出健康的气息。

在按摩时，我们不需要全部按摩，只需按摩腿部和脚部的3个穴位。

1. 血海穴

这个穴位位于大腿的里侧，髌底内侧上2寸。弯曲腿部，用手触摸膝盖，如果在膝盖骨内侧的上角摸到了一个小沟，并按压会有疼痛感，那个沟就是血海穴。通过按摩这个穴位，女性的内分泌、月经周期都可以得到明显改善。

在按摩时，女性朋友需坐在床沿上，两腿置于地面上，小腿与地面保持垂直，用手指进行按摩，力度一点点增加，动作要缓。如果有人帮忙，可躺在床上，弯曲双腿，让按摩人员对此穴位进行按摩。

2. 三阴交穴

在踝骨里侧上面3寸，胫骨后方的部位，可以找到三阴交穴。经常按摩此穴，可以使妇科疾病得到一定缓解，还可以调理月经周期、白带量过大、经前期情绪不稳定等。

在按摩时，女性朋友可以坐在床沿上，用单手指或双手指来进行按摩，

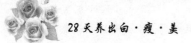

力度一点点增加，动作要缓。

3 涌泉穴

这个穴位位于脚底板前端的 1/3 处，将脚趾弯曲，凹进去的地方就是涌泉穴。此穴位于肾经之上，经常按摩此穴，可以使气血运行畅通，改善淋巴液和血液的循环，调节身体代谢，非常适合精力不足、头晕头痛和患有妇科疾病的女性朋友。

在月经到来的前几天，女性朋友如果能每天按摩这 3 个穴位，就可以调节内分泌，整个人也会容光焕发。

女人小助理，你的问题我来答

女性朋友们可以通过以下几个调查问题，了解一些有关激素分泌的影响以及如何维持激素正常分泌等知识。

问题一：激素的分泌正常，女性的各项生理功能就会健康，那么，食用哪些食物可以维持激素的正常分泌呢？

回答："有色"食物。在中医看来，人体之中的各个脏腑器官都是相互依存的，人体的五脏和五行、五色、五味有着相生相克的关系。五种颜色的食物分别对应着五种脏器，黑色与肾脏相对，绿色与肝脏相对，黄色与脾脏相对，红色与心脏相对，白色与肺相对。均衡食用五种颜色的食物，人体的脏腑就可以得到很好的调节，从而增强激素的分泌。

问题二：体内有足够的激素，女性就一定会表现出年轻的活力吗？

回答：是的。当女性的体内有足够的激素时，细胞会进行快速的分裂、生长，新陈代谢也会加强，脏腑都处于富有活力的状态，这样人体就有足够的体力和精力去面对一天之中所遇到的难事、压力。而且，体内迅速生长的细胞也可以与多种病菌抵抗，所以，激素充足的女性看起来总是富有青春的活力。

问题三：想要增加激素的分泌，各种颜色的食物都要吃，可以推荐一款促进激素分泌的美食吗？

回答：给女性朋友们推荐一款南瓜牛奶粥。

准备适量的南瓜、鸡肉、牛奶、洋葱、粳米、天麻、食用盐、奶油、胡椒粉。将天麻清洗干净，放进锅中，向其中倒入一定量的水进行煮制，10分钟后滤渣留汁；将粳米、南瓜、洋葱、鸡肉清洗干净，并将后三者全部切成小块；将装有天麻汤的锅放在火上，放入少许奶油、洋葱、鸡肉，再倒入粳米进行熬煮；20分钟后，在锅中放入南瓜、牛奶进行煮制，10分钟后，放入调味料调味即可。

通过这几个问题，女性朋友不但可以了解到激素的正常分泌对身体健康、美容养颜的重要作用，还可以了解到吃哪种食物能够促进激素的分泌，进而更好地调节、促进体内激素的分泌。

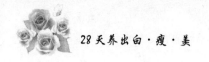

第2天，告诉自己，情绪是可以控制的

◆ 今天，你的情绪为何不受控制

按理来说，月经期间才是女性最为敏感、脆弱的时期，但事实并非如此，在月经即将来临的前7天，女性身上会出现很多令人感到难受的症状，这些症状被统称为"经前综合征"。

之所以会出现经前综合征，是因为女性月经周期的影响。这种综合征主要表现为情绪起伏大、睡眠质量下降、腹胀、腹痛、头痛、胸部胀痛等。紧张、易发怒、急躁是经前综合征最明显的症状，用男性朋友的话来形容，就是"神经质"。在成年女性之中，4/5的人都会出现以上症状，但是，在月经到来时，这些症状就会消失，所以女性朋友无须太过紧张。但是，当这些症状已经严重影响到正常的工作、生活时，就要进行治疗了。

按照经前综合征表现的严重程度，通常可以分为以下4种。

1.阵发型

在排卵期间和月经到来前，身体会出现一些较为明显的症状，但是出现的时间不长。

2.短发型

在月经到来前会出现较为明显的症状，随后会很严重，在行经期间症状会消失，通常会维持 7 天左右的时间。

3. 常发型

在排卵期会出现较为明显的症状，在月经到来时最为严重，在行经期间，症状消失，通常会出现半个月。

4. 悲惨型

在排卵期出现较为典型的症状，随后会变严重，在月经结束后才会彻底消失，通常会出现大半个月。

那么，为什么女性朋友的情绪会在月经到来前产生很大的波动呢？原因主要有两个。

1. 心理因素

"倒霉了"是女性朋友对月经的俗称，这在一定程度上也反映了女性对待月经的心理。她们认为月经是一件很令人烦恼的事情，会给她们带来行动不便、更换卫生巾、换洗内裤等各种麻烦事。如果在行经期间总是痛经，女性还会对月经产生抵触心理。所以，在月经马上就要来临时，女性朋友就会感到很紧张，使情绪产生很大的波动。

2. 体内激素的分泌

研究发现，大部分在行经前情绪很不稳定的女性，在这段时期内体内的性激素水平非常高，而黄体酮含量却非常低；而在此时郁闷的女性，体内的黄体酮含量也低于平常人。性激素和黄体酮这两种激素可以对女性的情绪起到很大的作用，它们会作用到神经机制上，操控女性的情绪、精神、行为等，而情绪波动大时，性激素也会受到相应的影响。因此，女性朋友在此期间所出现的易怒、紧张、抑郁等不良情绪，也许并不是性格使然，而是内分泌紊乱所致。

了解到经前情绪波动较大的原因后，女性朋友就知道如何对症调节

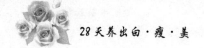

经前综合征了，这样就能够在经前控制住自己的情绪，还能够避免经前综合征的进一步恶化，影响正常的生活和工作。

◆ 从今天起，告别"经前综合征"

月经到来前，女性的情绪不稳，就像海浪一样，时高时低。有些女性在此期间虽然意识到自己的状况，但是就是管不住情绪，只能任其发泄。坏脾气会伤害到身边的亲人、朋友，连另一半也会认为你犯了"公主病"。此外，当发怒过后，有的女性会陷在深深的自责之中，承受心内的煎熬。

只要你做到以下5点，就可以大大缓解经前综合征带来的不适。

1.冥想

当你觉得自己心神不宁、脾气很大时，不妨让自己远离人群，让自己独处在一个宁静的房间中，将自己的内心静下来。怎样让心静下来呢？要采用冥想这一方法。在宁静的房间中，盘坐在床上，身体放松，双手搭在膝头，微闭双眼，听听自己的心跳。一段时间后，内心的紧张、烦躁情绪就会逐渐消失。

2.多和他人交谈

有不少女性知道自己的月经到来前会出现情绪失控的状况，所以刻意不与他人进行交流。事实上，在这种情况下，女性朋友应该多与朋友进行交流，自己一个人会更容易变得郁闷。如果在这个时候，和朋友说说自己的情绪，讲些笑话，会让自己的心情好起来。

3.聚精会神地做事情

当一个人聚精会神地去做一件事时，就没有空闲去发泄情绪了。因此，女性朋友在感到心烦时，可以去做一些自己感兴趣的事情，比如画画、看喜剧、研究新菜、跳舞等，这些事情不会耗费你太多脑力，只需要你认真去做，在其中得到快乐。在做自己喜欢的事情时，会让自己的心情愉悦，把苦恼都抛到脑后。

4. 打扮自己

每个女人都希望自己是美丽的，如果在镜子中看到了美丽的自己，心情肯定会非常好。所以，女性朋友在心情低落时，可以将自己的衣柜打开，寻找一套自己认为最漂亮的服装，穿上后在镜子前照一照，接着给自己换一个新发型，拿着钱包买些新衣服，回到家后，心情一定会"一片晴朗"。

5. 打扫房间

对于女性朋友而言，看到摆放有条理、打扫很干净的房间，心情也会变得很愉悦。在心情不好时，不妨收拾一下自己凌乱的房间，在桌前摆放一两束花，再点燃香薰，然后你就可以高兴地拥抱你可爱的家了。

了解到应对经前综合征的方法，女性朋友就可"照方医病"了，用上述方法调节自己的心情，女性朋友就可以开开心心地度过经前期了。

女人小助理，你的问题我来答

可能女性朋友对经前期的一些异常现象、注意事项等的认识还不够全面，通过下面几个问题，相信女性朋友会对经前期有更加全面的了解和认识。

问题一：每次来月经前都会喜怒无常，我可以在饮食上怎么调理一下呢？

回答：研究发现，体内含有丰富的维生素 B_6 的女性，在月经到来前都能够保持平静的内心，情绪起伏不大，而体内缺乏维生素 B_6 的女性情况就会相反。这是因为有维生素 B_6 的存在，体内可以提升神经情绪的神经传递素能得到更好合成。富含维生素 B_6 的食物包括胡萝卜、香蕉、菜花等，经前情绪不稳的女性可以经常食用。

问题二：在月经快要来潮时，为什么总是在夜晚睡不好，白天没精神？怎样才能缓解这种状况呢？

回答：导致这种现象出现的原因是激素的变化，通过食用富含色氨酸的食物便可缓解此状况。色氨酸在进入人体后，会产生化学复合胺，这种物质可有效促进睡眠。富含色氨酸的食物包括小米、香菇、牛奶、葵花子、黄豆、鸡蛋、肉松等。

问题三：经常做避孕措施，在一次同房后，月经推迟了两天，是不是怀孕了？情绪紧张会不会导致月经推迟？

回答：经前综合征不会对月经周期产生很大的影响。在月经到来的前几天情绪波动大是经前综合征的一种，很有可能会对女性的月经到来时间造成一些影响。但是经期延后，只要不超过 7 天就没有问题。

虽然经前综合征不会对经期产生很大的影响，但是不利于家庭和谐，女性朋友与其为自己是否怀孕而苦恼，不如到医院去检查，安定自己的不良情绪。

通过上述几个问题，相信女性朋友们对经前期的异常现象、注意事项已经有所了解，并且明白该如何应对相应的问题。这不但能更好地保护经前期的你，还能够让你的经前期过得更舒适。

第3天，今天，乳房很脆弱

◆ 乳房胀痛，这几类女人要注意

在行经期的前几天，乳房就会发出阵阵的胀痛感，虽然不是令人无法忍耐的剧痛，但是持续的时间却很长，而且只要轻轻一碰，就会感觉到胀痛，这对女性的正常工作和生活影响颇大。那么，为什么会出现这种状况呢？

其实，这是激素分泌在"搞怪"。通常情况下，女性在行经期的前几天，体内的性激素和孕激素会大量分泌，乳房小叶内导管的上皮细胞会变大。在性激素的作用下，乳房的局部组织会处于充血状态，所以女性会出现疼痛感。

在行经期的前几天出现乳房胀痛的感觉，并不是异常现象，女性无须担心，只要等经期过去，体内的激素水平均衡了，胀痛感就会消失。但是，如果女性的乳房胀痛得无法忍受，就应该到医院进行咨询或检查。

对于女性而言，并不是所有人都会在月经来临的前几天出现乳房胀痛的感觉，以下4种人很容易出现这种症状。

1. 盲目丰胸的人

胸部发育不良的女性都想要让自己的胸部"升级"，增强自信心，

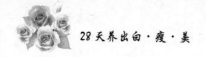
于是就出现了很多盲目丰胸的人，比如食用丰胸药品，涂抹丰胸药物等。在很多丰胸保健品中含有大量的性激素，如果为了丰胸而不加节制地使用，就会导致女性体内的性激素水平过高，而性激素过高就会引发经前乳房胀痛。

使用丰胸产品的女性最好停止继续使用，可以食用一些健康的丰胸食物，比如雪蛤、木瓜等，但是不要过量食用，在月经将要来临前应该停止食用。

2. 经前压力大的人

大部分女性在月经来临前的情绪都很不好，容易精神紧张，如果此时再受到来自各个方面的压力，身体就会出现不适感。这是因为情绪太过紧张，会阻碍气血的正常运行。

在月经来临前如果遇到了很多压力，可以开导一下自己，通过多种方式让自己的情绪缓和一下，比如运动、游玩、购物等。女性朋友还可以在平时多注意一下"养肝和胃"。因为在中医看来，乳房酸胀、月经周期紊乱、情绪焦虑，都与脾胃气虚、肝血不足息息相关。对此，女性可以食用一些使肝气顺畅的食物，比如萝卜、玫瑰花等。

3. 身材肥胖的人

如果女性的身材太过肥胖，在月经来临前就会出现很明显的乳房胀痛，且胀痛的情况比一般人严重。另外，如果女性身材太肥胖，还很容易患上乳腺癌，因此，女性在平时应该注意锻炼身体，控制饮食，维持好自己的身材和体重。

4. 没有性生活的人

性生活过于频繁会对健康有损，但是，如果完全没有性生活或者性生活不和谐，同样对健康不利。在月经来临前，女性体内的性激素水平会很高，如果总没有性生活的滋润，乳房就在长时间内充血，使胀痛感比在有性生活的情况下严重。进行和谐的夫妻生活，可使体内的内分泌得到调节，而且还会使血液的流速加快，气血运行无阻，乳腺也不容易出现增生。

通过上述介绍，相信女性朋友们可以对照着看看自己属于哪类女人了，以便及时解决自己所出现的问题，让乳房胀痛消失得无影无踪。

◆ 乳房不适不可小视，教你几招自检乳房的方法

乳腺疾病对于女性而言并不陌生，其中包括乳腺增生、乳腺癌、乳腺纤维瘤、乳头溢液等。既然乳房这么脆弱，女性朋友们就应该对其加以呵护，对乳房进行定期检查，早些发现疾病，早些进行治疗，疾病也会恢复得快一些。但是大部分女性朋友都比较忙，再加上习惯于拖延，去医院进行检查就成了一件很难的事情。对此，女性朋友可以自己检查乳房，每天一次，不仅可以尽早发现乳腺疾病，对今后的治疗也有好处。

对乳房进行检测的内容有很多，比如乳房的外观、颜色、乳头情况、有无肿块、是否对称等。每天对自己的乳房进行检查，就可以在第一时间发现乳房的异常情况。那么，怎么检查自己的乳房呢？

1. 在镜子面前检查

站在镜子前方，将上身裸露出来，双臂自然放在身体两侧，仔细观察乳房的外观。如果发现两侧乳房不一样大，无须紧张，这并不一定不正常。

（1）抬起双臂，置于头顶之上，扭动身体，观察乳房的形态。

（2）双手置于腰间，身体向左缓慢旋转，再向右旋转，观察乳头的状态，比如是否有凹陷、红肿等。

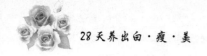

（3）双手撑在臀部，用力向下方压去，摇摆身体，观察乳房的形态，如果感觉一侧乳房出现了异常状况，需同另一侧的乳房进行对比，观察两侧乳房是否对称。如果不对称，应该马上到医院进行检查。

2.站立或坐着检查

举起左手，放置在脑后，用右手对乳房进行检查，检查范围为：上至锁骨，下至第六肋，外至腋前，内至胸骨旁。

（1）取三根手指，合并在一起，将手指放在左乳房的正上方，然后按照顺时针的方向画着圆圈按摩检查乳房。

（2）画完一圈之后，再往下移2厘米，接着画圆圈，进行检查。

（3）画第3圈，需要检查整个乳房，用力要均匀。然后再检查右侧乳房，方法同检查左侧乳房。

（4）检查完毕后，用食指、中指、拇指将乳头提起一下，然后再捏一捏，看看是否有分泌物排出。

3.躺着进行检查

身体躺在床上，自然放松，在肩部下方垫上靠枕，使乳房保持平坦，利于检查。采用站着检查乳房的方法时，乳房的状态是下垂的，特别是体态比较丰满的女性，如果乳房下方出现了肿块是很难发现的。因此，躺在床上检查乳房是很有必要的。检查的方法和第2种检查方法相同。

女性朋友可以通过上述几种方法检测自己的乳房是否健康，以便及时检查出乳房疾病，避免延误最佳的治疗时期。

◆ 丰胸有术，每个女人都梦想的"丰满"

对于女性来说，能够拥有一对丰满、圆润的胸部是一生的梦想。丰美的胸部会让女人成为一道亮丽的风景线。

那么，女性朋友可以通过哪些方法来让自己的胸部更加丰满呢？

1. 运动健身

胸部没有发育好的女性可以进行体育锻炼，比如上肢伸展运动、俯卧撑、游泳等，还可以借助健身器材锻炼胸部。通过不断地锻炼，对胸部的发育可以起到促进的作用。

2. 激素治疗

针对由于卵巢功能没有发育好而导致胸部过小的女性，可以用性激素进行治疗。可以在月经周期的第5天开始使用，隔两天注射一次2毫升的苯甲酸雌二醇，持续进行3个月即可。如果月经量太少或者出现了闭经状况的女性使用此法，同样可以起到很好的疗效。在使用此法前，需要咨询医生。

3. 和谐的性生活

夫妻双方建立起和谐的性生活，能够促进女性胸部的"再次发育"。因为在进行亲密活动的过程中，女性的神经会感到兴奋、激动，再加上另一半的爱抚，女性的乳房就会充血。此外，在进行性生活的过程中，女性体内的性激素会大量分泌，这样一来，乳房就会增大一些。

4. 中药治疗

在中医看来，乳房的发育和肾与脾息息相关。对于胸部先天发育不良的女性应该加大补肾的力度，对于营养不良所导致的胸部发育不良，应该注意健脾养胃。

肾气较虚的症状可表现为两侧乳头正常或偏小、乳房非常小、肤色发暗、毛发稀少、手足不暖，而且体形比较瘦小。针对这种情况，女性朋友可以食用乌鸡白凤丸或金匮肾气丸调理身体。

脾胃较虚的症状可表现为乳房非常小、体形消瘦、饮食变少、易疲劳、

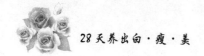

舌淡苔白、脉缓无力等，此外，还伴有月经量过大，经期时间长等现象。针对这类女性，可以服用圣愈汤、人参归脾丸、八珍益母丸等药物来调理身体。

5.补充营养

通常来说，身体丰满的人，胸部也会丰满，因为乳房中脂肪较多；而体形苗条的人，胸部都较小，因为乳房中的脂肪比较少。有的女性为了身材的苗条，不敢食用过多的食物，导致摄入的营养不全面，使乳房发育不良。所以，女性朋友应该在平时多吃一些富含维生素 E 和促进激素分泌的食物，比如菜籽油、玉米油等。此外，胸部不是很丰满的女性还可以食用一些高热量食物，比如瘦肉、花生、核桃、豆类等。

女性朋友了解了正确的丰胸方法，如果对自己身材不满意，可以借鉴上述方法，让自己日渐丰腴，彰显婀娜身姿。

另外，女性朋友在生活中也要注意避免一些会影响乳房发育的错误行为。有些女孩子在胸部发育的过程中，由于胸部突然增大使自己感到羞涩，经常穿戴过紧的内衣，使乳房不能进行正常的生长发育，等到成人之后，胸部依然平坦。还有一些女孩为了追求苗条的身材，过分节食，使乳房局部突然失去了脂肪，导致胸部下垂。因此，做妈妈的应该多关心自己的女儿，纠正她们不正确的行为。

◆ 食物可以丰胸，亦可养胸、护胸

在日常生活中，我们随处可以看见为丰胸而到处寻找民间秘方的女性，为了达到丰胸的目的，任何方法她们都乐于品尝。女性朋友在丰胸的同时，更要呵护、爱护乳房。在月经到来前的这段时期，女性的乳房十分脆弱，总会产生阵阵的酸痛，在此期间，女性朋友除了要检查乳房

是否健康外，还应该用食物养护自己的乳房。

那么，女性的乳房都喜欢哪类食物呢？主要包括以下4类。

1.含碘较多的食物

这类食物包括海带、紫菜等食物。在中医看来，海藻类的食物可以行气散结，意思就是可以加强气血在体内的运行，减小乳腺增生、结节的概率。如果女性朋友患上了乳腺癌，在平时多摄食海藻类食品，就可以使病情减轻。在西医看来，海藻类食物含有大量的碘元素，可以使卵巢滤泡黄体化，减少体内的性激素，促进内分泌达到平衡，有效预防乳腺增生。此外，富含碘元素的食物还可以减小肿瘤发生的概率，因为酸性体质是肿瘤的最爱，而碘元素在进入人体后会促进人体达到酸碱平衡的状态。

2.含乳酸菌较多的食物

这类食物最具代表性的就是酸奶。身体较为丰满的女性在月经到来前所感受到的乳房胀痛比身体瘦小的人所感受到的要强烈很多。这是因为丰满女性营养过剩，而脂肪中的类固醇会在人体中变成性激素，当性激素过多时，就会对乳腺造成不良影响。身材丰满的女性在平时多喝酸奶，可以阻碍人体对脂肪的吸收，既能使女性恢复完美的身材，还能预防乳腺疾病。

3.含硒和锌的食物

荠菜、香菇、鱼类、番茄、南瓜、大蒜等食物含有硒元素；而在海带、芝麻、牡蛎、豆类等食物中则含有锌元素。这两种元素对于人体而言都很重要。硒元素可以阻止致癌物质与健康细胞中的脱氧核糖核酸进行结合，锌元素则可以避免人体多个部位的癌变。女性朋友如果在平时多食用这类食物，就可以降低乳腺癌的发病率。

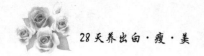

4.含植物性激素的食物

这类食物最具代表性的就是黄豆，特别是豆浆，不少女性朋友都喜欢在早上喝一杯豆浆。豆浆中所含有的植物性激素非常丰富，如果每天饮用，女性体内的激素就可以得到调节，不管是性激素水平过高，还是过低，在这类食物的作用下，都可以被调节到正常水平上。但是，豆浆也不能过量饮用，一天喝一杯刚刚好。

女性朋友在平时多吃以上4类食物，就可以使乳房得到很好滋养和呵护。除此之外，应尽量少吃油炸食品、肥肉等过于油腻的食物，多吃蔬菜、水果和谷物。

女人小助理，你的问题我来答

在丰胸问题上，很多女性朋友疑惑重重，下面几个问题刚好能够解答女性朋友们心中的疑惑。

问题一：在我们的身边，都有哪些丰胸食品？

回答：胶质非常丰富的食品对丰胸很有效果，比如猪脚、蹄筋等；富含维生素A的食物可促进激素的分泌，可帮助丰胸，比如橄榄菜、菜花籽油、花椰菜等；富含B族维生素的食物有助于激素的合成，对丰胸同样有帮助，比如豆类、牛奶、牛肉、粗粮、猪肝等。

问题二：可以通过针灸来丰胸吗？

回答：当然可以，不过需要女性朋友有坚持不懈的精神。中医认为，针灸穴位可刺激腺体、内分泌过程，促进脑垂体分泌出更多激素，作用到卵巢上，反馈性激活乳腺细胞，促进乳房的发育。此外，针灸还可以使血液大量流向胸部，使乳腺得到丰富的营养，从而起到丰胸的效果。

问题三：很多人都说按摩穴位可以丰胸，具体应该按摩哪些穴位呢？应该怎样按摩呢？

回答：能够促进胸部发育的穴位有膻中穴和天溪穴，其中膻中穴在两个乳房连线的中心点处，经常按摩这个穴位，可使胸部变得紧致，皮肤嫩滑；天溪穴位于乳房中心连线向外的延长线上，乳房轮廓外侧，肋骨边缘，经常按摩这个穴位，可以加强乳腺发育。

按摩方法如下。

（1）将右手的食指放在左手的食指上，然后压在膻中穴上，力度适中即可，以按压 15 次左右为宜。

（2）将左右两手的拇指放在乳房两侧的天溪穴上，剩余四指则放在乳房下侧，同时拇指向下压，力度不可过大，以按压 15 次左右为宜。

问题四：可以促进胸部进行发育的精油都有哪些？怎样用精油按摩乳房？

回答：可以起到丰胸效果的精油有很多，比如依兰精油、玫瑰精油、天竺葵精油等。在用精油按摩胸部时，胸部细胞可以吸进精油中的养分，既可以丰满胸部，还可以提拉胸部的曲线，改善胸部下垂、外扩的现象，按摩方法。

（1）将精油倒在手中，双手涂抹均匀，然后从胸部下方开始，沿着外侧向上进行按摩，一直到颈部下方的锁骨位置。

（2）在乳房的中心位置"画圆圈"进行按摩，向上一直按摩到颈部

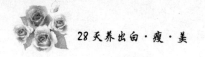

下方的锁骨位置。

（3）在乳房的四周，画小圈进行按摩。

每个动作反复进行10次左右即可。

通过上述介绍，相信女性朋友们已经了解到正确的丰胸之法以及丰胸过程中的注意事项，希望这些方法能够帮助女性朋友们健康丰胸。

第 4 天，好的环境，带动出你的精气神

◆ 健康用电脑，将辐射降到最低

在月经到来前，外界的事物很容易刺激到女性的身体，如果此时总是使用电脑，身体所受到的辐射就会大于平时。任何一个人都不想让自己置身于辐射之中，特别是女性，辐射不仅会令女性的皮肤变糟糕，还会影响身体的健康，更不利于孕育宝宝。

但是，在信息时代，辐射的主要来源便是电脑。没有电脑，人们就无法工作，也就是说，电脑决定着我们的生存。此外，人们的娱乐活动也离不开电脑，所以，想要减少辐射对身体的伤害，主要应该从防辐射做起。

在防辐射的过程中，首先应该选择一台健康的电脑。所谓健康的电脑，指的就是辐射较小的电脑。随着科技的发展，人们也在研究辐射小的电脑，这类电脑比较节能，耗电量小，对环境和人体健康的影响比较小，而辐射、噪音等更是比之前要小很多。所以，女性朋友在选购电脑时，应该挑选一台健康的电脑，对于电脑配件，也应该选择健康的。

选购好了电脑，女性朋友还应该学会，如何在日常生活中将辐射减小到最低。

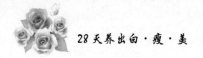

1. 多通风换气

在使用电脑的过程中，注意每隔一段时间就进行通风换气。科学研究表明，电脑的显示器会释放出一种致癌物质——溴化二苯并呋喃，人体经常吸入这种物质影响健康。所以，一天之中应该多开窗换气，如果天气寒冷，可以在室内安装换气扇，每隔一段时间开一次。

2. 调好屏幕的亮度

通常情况下，电脑屏幕的亮度与其产生的电磁辐射成正比，因此，在使用电脑时，屏幕的亮度不可太高。但是也不能太低，亮度不够，眼睛长时间离不开屏幕，同样会造成双眼疲劳，使视力下降。

3. 保持和电脑的距离

使用电脑的过程中，屏幕和眼睛的距离越远，所受到的电磁辐射越小。一般来说，眼睛和电脑屏幕之间的距离应当保持在 0.5 米以上。

4. 正确操作电脑

电脑的不同部位所产生的电磁辐射是不相同的，所以，在使用电脑时，女性朋友应该远离那些辐射比较严重的部位。而辐射最严重的地方就是电脑的后面，其次是电脑的左右两面，在电脑摆放比较集中的办公室，女性朋友如果发现自己正坐在电脑的背面，应马上调整座位。此外，在使用电脑时，如果能在屏幕前摆放一块防辐射板是最好的，这样可以将辐射减小。

5. 注意洁肤、隔离

长期使用电脑的女性朋友一定会发现自己的皮肤大不如从前，特别是面对电脑超过 8 小时的人，皮肤的出油状况十分严重，甚至还会出现电脑辐射斑。所以，在使用电脑前，女性朋友应该在面部涂抹隔离霜等防辐射护肤品；在用完电脑后，对自己的面部进行彻底清洁，然后再用温和的护肤品滋润、修复皮肤。

上述几种方法能够帮助女性朋友将辐射对身体健康、肌肤的伤害降至最低，确保女性朋友在使用电脑的过程中也能光彩照人。

◆ 防辐射，不一定要穿上防辐射服

如今，人们越来越重视自己的健康，也深知自己所处的环境充满了电磁辐射，于是人们就购买防辐射眼镜、防辐射服……将自己遮蔽在防辐射工具下面，特别是女性，很怕自己的皮肤会因为辐射而衰老，在面部涂抹了厚厚的一层防辐射化妆品。其实，防辐射还可以依赖食物，这是因为辐射与机体过氧化息息相关。长期工作在电脑前，因为受到辐射，所以体内的水分会转变成自由基，对 DNA 展开进攻，导致细胞死亡。因此，抗氧化食物就是抵挡辐射最强大的武器。

在食物当中，富含维生素 A、维生素 C、维生素 E 等的食物都可以起到很好的抗氧化功效。现在，我们分别介绍一下富含物质的抗氧化食物有哪些。

1. 维生素 A

在动物内脏、胡萝卜、番茄、栗子等食物中都含有大量的维生素 A，女性朋友可以多食用这些食物。在食用时要注意，维生素 A 是脂溶性维生素，如果想从食物中得到更多的维生素 A，需将其用油烹炒，维生素 A 溶进油脂中后，就可以被人体吸收利用了。特别是胡萝卜，有的女性喜欢生吃，但是只有将其炒熟，才能更利于人体对维生素 A 的吸收，从而起到抗辐射的作用。

2. 维生素 C

在每种蔬菜和水果之中都含有丰富的维生素 C，这种维生素可加强

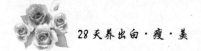

人体对辐射的防御能力。维生素 C 不是脂溶性维生素，很容易被人体吸收。维生素 C 不仅可以抗氧化，还可以清洁人体，其中含有大量的碱性物质，可使人体的血液呈现碱性，并将细胞中的有毒物质溶解，排出体外。

3. 维生素 E

在坚果、猕猴桃、豆类、萝卜、菠菜等食物中都含有丰富的维生素 E，它可以呵护细胞膜，抵抗自由基的进攻。需要注意的是，维生素 E 也属于脂溶性维生素，必须用油烹炒或者同动物性食物一同烹饪才有利于人体消化和吸收。

4. 硒

不是只有维生素才可以起到防御辐射的作用，微量元素一样可以，特别是硒元素。在微量元素之中，硒是"抗癌之王"，因为谷胱甘肽过氧化物酶中不能缺少这种微量元素，而这种酶可经过反应起到抗氧化的功效，而且还可以消除自由基，阻碍过氧化脂质的生成。富含硒的食物包括麦芽、龙虾、蘑菇、黄芪等。此外，在平时还可以多食用一些鸡蛋、蒜、苋菜等食物，他们同样含有硒。

5. 抗辐射物质

经常食用抗辐射的食物，可减少辐射，但是，也不能忽视促进辐射物质排出体外的食物，比如黑木耳、猪血。黑木耳在进入人体后，可促进排放对人体有害的纤维素。人在受到辐射时，通常会将金属微粒一同带进身体中，而在猪血中含有血浆蛋白质，在消化酶的作用下，它会被分解，与金属微粒产生反应、产生沉淀，随后排出。

除了以上几类食物外，女性朋友还可以食用以下两种可抗击辐射的食物。

1. 海带

海带被誉为"海中蔬菜"，它所具有的抗辐射功效也很显著。其中含有丰富的维生素和碘，海带多糖还可以调节人体的免疫细胞和细胞因子，使免疫系统远离辐射的侵害。

2. 茶叶

在茶叶之中含有大量的茶多酚，它具有的防辐射功效与此物质相关。在茶叶之中，绿茶和普洱茶所具有的防辐射功效最显著，在我们的身边，大部分人都喜爱饮用绿茶。绿茶性凉，是夏季不可多得的饮品，在抗辐射的同时，还可以起到消脂的作用，而且还可以延缓衰老。

通过对以上抗辐射物质的介绍，相信女性朋友可以了解到，抗辐射不一定非要穿上抗辐射服，补充适当的营养物质，选对食物也能够帮助你抵抗辐射。

女人小助理，你的问题我来答

面对当今社会的热门话题——辐射，女性朋友们一定还心存疑惑，下面常见的有关辐射的问题可以帮你解开心中的疑惑。

问题一：经常需要对着电脑工作，眼睛十分疲劳，应该怎样减轻这种状况呢？

回答：首先，应该调节一下室内的光线，使用电脑的房间不能太亮，当然也不能太暗，千万不要让阳光直接射在电脑屏幕上；然后，为了缓解眼睛的疲乏状态，可以在电脑的屏幕前安置一个滤色镜；另外，也可以在眼睛前方放一杯热水，热水可以缓解长时间使用电脑而出现干涩症状的眼睛。

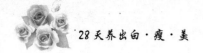

问题二：经常使用电脑，在电磁辐射的作用下，视力会越来越差，食物可以缓解视力下降吗？

回答：可以。人体的视网膜上存在一种物质——视紫红质，当人在长时间使用电脑时，这种物质就会被消耗，而合成这种物质的主要成分是维生素A。所以，为了避免视力下降，女性可以多食用富含维生素A的食物，比如胡萝卜、辣椒、南瓜、番茄、大枣、橘子、豌豆、动物肝脏等。

问题三：在生活中存在着很多电磁辐射，什么物体的电磁辐射源所产生的辐射最高？辐射最低的又是什么？

回答：X射线、电热毯所产生的辐射最高，键盘、鼠标、复印机、打印机所产生的辐射最低。除了X射线和电热毯，微波炉、吹风机、电脑显示器、主机所产生的辐射也很高，其次是手机、电视所产生的辐射。

问题四：手机作为一种通信工具，人们的生活已经离不开它了，但是它是有辐射的，经常使用会带给人危害，怎样才能将手机的危害降到最低呢？

回答：手机在刚刚接通的时候会产生很多的电磁辐射，因此，在电话还未拨通或接电话时，将手机放远一些，之后再贴近耳朵，最好可以使用耳机接打电话。

通过本节的介绍，相信女性朋友们也了解到出现辐射症状时如何改善以及当今人士离不开电脑、手机时，如何将辐射降到最低，希望这些内容能够帮助女性朋友们轻松躲避"辐射关"。

第5天，盆腔保健，你注意到了吗

◆ 月经前一周，给盆腔至高无上的疼爱

大多数女性朋友都有过这样的经历：在月经到来的前几天，腹部总是微微疼痛。很多女性都感到很奇怪，痛经不是在月经到来时才出现吗？为什么月经还没来，腹部就如此疼痛呢？其实，腹痛，可能是月经来临前向身体发出的信号。但是，如果在月经来临前总是腹痛，并出现头疼、恶心、食欲下降、白带中发现脓性分泌物等状况，就应该考虑自己的盆腔是否招惹上炎症。

通常情况下，身体比较清洁，没有不干净的性生活，就不会导致急性盆腔炎，大部分女性朋友的盆腔炎都属于慢性的。但是，我们怎样才能判断女性朋友的腹部疼痛是盆腔炎呢？通常来说，只要腹部疼痛的时间超过半年，并在经期之外也出现了疼痛，就可以考虑可能患上了盆腔炎。

在出现盆腔炎时，疼痛不仅会体现在腹部，还会体现在小便过程中、性交过程中、肠部蠕动的过程中等，而且每一种疼痛都不相同。出现这些情况时，女性朋友应及时到医院进行检查。

在日常生活中，女性朋友应该保护好自己的盆腔，将疾病阻挡在盆腔之外。你可以从下面5个方面入手。

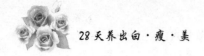

1. 阻挡感染源

大部分盆腔炎都是不良的生活习惯所致，所以，预防盆腔炎，重在阻挡感染源，而其中的重点就在于清洁阴部、保持阴部干爽。平时，女性应该每天对自己的外阴进行清洁，不可使用香皂、沐浴露等刺激性清洁产品。在排卵期和月经到来前期，最好穿稍微宽松一些的棉质内裤，并每天更换。

2. 特殊时期的护理

在女性进入月经期或者刚刚做完人流之后，阴道的环境很脆弱，此时，细菌很容易侵入人体，所以，最好不要与伴侣进行亲热行为，也不要到公共场所游泳，更不能选择盆浴。

3. 观察白带的状况

通常情况下，女性的白带是乳白色或者浅黄色的，如果白带的量很大，且颜色接近黄色，并散发出一阵阵难闻的气味，应马上到医院进行检查。

4. 注意饮食调养

在平时，女性朋友应注意饮食清淡，不要食用过多的动物性肉食。在月经到来前，应饮用一些红糖水或者姜汤，这样可以使盆腔得到很好养护，还可以减轻月经期间的腹痛状况。

5. 减少人流次数

随着医学技术的逐渐提高，女性在做人工流产时已经不会产生很大的疼痛了，但是对盆腔的伤害却丝毫未减，所以，女性在平时过性生活时应加强避孕措施，如非必要，不要做人流。

了解到盆腔呵护过程中几点重要的内容，相信女性朋友们可以更好地预防各种盆腔疾病了。

◆ "坐"虽易事，却可改善你的盆腔健康

当我们在感到疲惫的时候就会选择坐下，通过"坐"，我们的体力和精力可以得到恢复，从而让我们更好地工作、学习。但是，女性朋友们，你们可否知道，坐还可以让我们的盆腔更加健康？

下面就来介绍两种可以让女性朋友的盆腔更加健康的坐法。

1. 半边莲花坐

（1）坐在床上或瑜伽垫上，腰背挺直，双腿并拢向前伸直。

（2）左腿弯曲，左髋外旋，让左脚的脚跟抵放在会阴处。

（3）右腿弯曲，可借助两手的帮助，尽量让右脚放在左大腿上，脚跟抵在脐下，脚心向上，双膝尽量贴放在地面上。

半边莲花坐可以使膝盖、脚踝得到放松，可以使左、右两腿的肌肉得到锻炼。此外，还可以养护腹腔中的器官，增强盆腔的免疫力，有效预防炎症。与此同时，脊柱功能也得到了增强。

2. 双侧莲花坐

（1）坐在床上，两腿弯曲，脚心相对，脚跟向内收敛。此动作不可勉强，只要双腿感觉舒适即可。

（2）左手抓住右脚，右手抓住左脚，慢慢拉动双脚。

（3）将左脚放在右大腿根部，脚跟抵住小腹的右侧；同样，将右脚放在左大腿的根本，脚跟抵住小腹的左侧，脚心朝上。膝盖尽量下压。

（4）重复上面的动作，交换双腿的位置，先将右脚放在左大腿的根部。

双侧莲花坐可以使盆腔得到很好养护。伸缩膝盖，挺直并放松脊椎，弯腰……这些动作都可以加快腿部、腹部、腰背部的血液流速，使腹腔中的器官得到相应刺激，使血液更快速地流进腰背部、腹部，保持血液

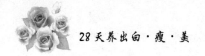

循环的畅通，有效预防盆腔炎。与此同时，还可以有效避免出现坐骨神经痛、风湿等疾病。

◆ 爱自己，就做做盆腔练习操

经常运动的女性患上盆腔炎的概率较低。这是因为运动可增强盆底肌肉的弹性，使血液的流动更将畅通。此外，还可以增强骨盆底部的支撑力。因此，女性朋友在工作之余，应经常锻炼身体，不需要力度有多大，也不需要锻炼时间有多长，只要能长时间坚持就好。

现在，给女性朋友们介绍一套盆腔练习操，具体动作如下。

（1）抬起双腿，增强腹肌力量。躺在床上，全身放松，双腿合并，保持绷直状态，两手置于身体两侧；双腿在合并的状态中向上缓慢上抬；当两腿与床面保持25厘米左右的距离时，停滞7秒钟左右，再将双腿缓慢放在床上，此动作反复进行4次左右。

（2）伸臂抬膝，与髋部相平。平躺在床上，身体自然放松，两手置于身体两侧；将左臂缓慢抬高，与此同时，抬高右腿，并弯曲右膝，使右大腿贴近腹部，坚持7秒钟左右，恢复到初始状态；按照上面的方法做左腿动作。左右各练习1遍为1次，反复进行4次左右。

（3）抬起双腿，吸气收肛。平躺在床上，身体自然放松，双腿合并，保持绷直状态，双手置于身体两侧；两脚的脚跟一同缓慢向上抬高，脱离床面；吸进一口气，做提肛动作；停顿1～2秒钟，将两腿轻轻放下，反复进行4次左右。

（4）抱腿屈膝，挤压腹部。平躺在床上，身体自然放松，双腿合并，保持绷直状态，双手置于身体两侧，掌心朝上；两腿弯曲，并缓慢向上抬高，向腹部靠近；双手抱膝，将双腿向腹部方向压去，臀部脱离床面；松开双手，两腿轻轻向下放，恢复到初始状态，反复进行4次左右。

（5）下压撑体，收腹提肛。平躺在床上，身体自然放松，双腿合并，保持绷直状态，双手置于身体两侧，掌心朝上；轻轻地、缓慢地吸气，将腹部凹进去，两手置于身体两旁，慢慢向下压去，将上身托起；收紧肛门，停顿5秒钟左右，将上身缓慢放下，恢复到初始状态，反复进行4次左右。

（6）分膝合膝，调节呼吸。平躺在床上，身体自然放松，双腿合并，保持绷直状态，双手置于身体两侧；双膝缓慢弯曲，并使膝部向外缓慢分开，直到最大限度；再将双膝慢慢合并，直到分开前状态，反复进行4次左右；接着伸直双腿，自然呼吸。

在空闲时间，经常练习这套盆腔练习操，可使腹部、腰部、盆底都得到一定的锻炼。在练习的过程中，女性朋友应该注意，每个动作都要缓慢、轻柔、和谐，不能太过急躁，如果对身体进行强硬的拉抻，反而会导致身体受伤。

如果女性的体质较为虚弱，在练习的过程中就应该讲求循序渐进，一点点增加练习的强度、难度和时间。当月经到来时，要停止这套盆腔练习操。

女人小助理，你的问题来答

盆腔炎是妇科病中的常见病，严重威胁着女性的健康。通过下面几个问题，可以帮助女性朋友提高对盆腔炎的认识。

问题一：没有生育过的女性会患上盆腔炎吗？

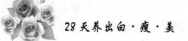

回答：会。在行经期间使用不卫生的卫生巾，不注意清洁私处，在水中劳动、游泳，进行性生活，都会给病菌制造入侵的机会，从而导致慢性盆腔炎。所以，从女性步入青春期后，就应该对自己的私处进行呵护，注意卫生，否则就会招来盆腔炎。

问题二：患上慢性盆腔炎后，身体会出现哪些症状呢？

回答：从整体来看，症状都不是很明显，具体有以下3个方面。

（1）偶尔会出现低热状况，身体容易感到疲乏。

（2）下腹部会有下坠感，并伴随着酸胀、疼痛的症状，而且腰骶部还会有酸痛感。

（3）月经量比健康女性多一些，还会出现月经不调的症状，甚至不孕。

问题三：患上了盆腔炎，在饮食方面应该注意什么呢？

回答：在患上盆腔炎后，不要食用油腻、辛辣、不易消化的食物，要清淡一些，可以食用冬瓜、扁豆、绿豆等食物，还应该食用一些具有活血调气作用的食物，比如玫瑰花、山楂等。此外，盆腔炎患者千万不要忽略蔬菜，要多食用白菜、黄瓜、香菇、菠菜等食物。

通过上述介绍，女性朋友们就能够了解到盆腔炎的发病范围、发病症状以及发病后如何护理等，帮助女性朋友们更好地防治盆腔炎。

第6天，打好护肤"保卫战"，美容养颜在此时

◆ 防晒护肤品种类多多，选择时要因人而异

在月经到来前的这段时期，女性的情绪不稳定，脾气比较大，肌肤的状况也不尽如人意。有的女性皮肤出油旺盛，黑色素异常活跃，在这段时期，女性朋友一定要注意美白，而美白的第一步应该从防晒做起。

众所周知，阳光会令肌肤晒黑，所以，在阳光强烈的时候，女性朋友就会用防晒霜来保护自己的皮肤。这样确实会将阳光阻挡在皮肤之外，但是在经前这段时期，绝对不可以只用防晒霜来敷衍了事。因为这段时期皮肤的黑素色非常活跃，当阳光直接接触肌肤时，肌肤很容易晒黑，而一旦发生这种状况，肌肤就很难恢复以往的白皙。因此，经前一周的防晒工作十分重要。

那么，在这段时期应该怎样使用防晒霜呢？每个女性的皮肤状况不同，使用的方法也会不同。

1. 干性肌肤

干性肌肤的女性，皮肤的皮脂活动不强，皮肤的血液循环不是很好，如果再经过阳光的直射，肌肤就会变得很黑，而且还很干燥。但是目前大部分防晒霜都属于干燥型，如果直接将其涂抹在肌肤上，就会加重肌

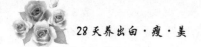

肤的干燥状况。所以，干性肌肤的女性要选择有保湿成分的防晒霜，尤其是含有可以"锁水"的油性成分的防晒霜。

2. 油性肌肤

油性肌肤的女性，皮肤上的毛孔十分粗大，皮脂腺的活动十分强，皮肤出油状况也比较严重，肌肤很缺水。而在月经快要到来的这段时期，油性肌肤的女性就更郁闷了，肌肤油脂的分泌情况会更加严重。如果此时经过阳光的直射，肌肤的角质层就会更厚，从而分泌出更多的油脂，结果肌肤不仅会油油的，还会黑黑的。

因此，油性肌肤的女性朋友在购买防晒霜的同时，不要忘记购买一款油性肌肤专用的防晒清洁品，在彻底清洁肌肤后再涂抹防晒产品，这样一来，毛孔就可以顺畅呼吸了。另外，大部分油性肌肤的女性都会定期去角质，使肌肤更加通透，但是，在月经到来前的一周之内，女性朋友最好不要进行这一步骤，避免角质层过薄，使真皮层受到阳光的直射，加重晒黑的程度。

3. 敏感性肌肤

在月经到来前的一周，女性的身体会出现微妙的变化，情绪不稳定，内分泌失调，肌肤也容易受到刺激。此时，敏感性肌肤的女性朋友更应该注意，因为这类肌肤的防御功能本身就不是很高，在此期间，防御会更加薄弱，酸碱值也会受到影响。所以，这类肌肤的女性朋友应该使用专用的防晒产品。在购买时，应该先在自己的手腕处做一下测试，一天之内如果手腕处没有发生不良反应，就可以安全使用。

经前一个星期是女性肌肤的敏感时期，如果女性朋友们能够了解到护肤是需要根据肌肤性质进行的，能够确保护肤的到位，就可以让自己变得更加光彩照人。

◆ 色斑虽恼人，但抗"斑"方法要因"斑"而异

在月经到来前的一周之内，皮肤中的黑色素会异常活跃，不仅会导致皮肤更容易晒黑，还会使女性的面部出现很多斑点。女性面部的斑点通常都与内分泌有关，体内的激素水平不协调了，斑点就产生了。但是，对于普通人而言，内分泌是一项很复杂的学问，想要消除面部的斑点，应该先了解自己的内分泌出现了什么状况。色斑的种类有很多，每一种都有不同的产生原因，现在我们先来认识一下不同的色斑。

1. 雀斑

雀斑通常会在面部对称出现，呈现出黄褐色和暗褐色。很多年纪很小的孩子脸上就会出现雀斑，且随着年龄的增长而呈现出递增的趋势。

2. 黄褐斑

黄褐斑通常是褐色的，大部分女性朋友都会在中年时或者中年以后出现，这种斑也被称为"肝斑"，是后天的色素一点点沉着形成的。

3. 黑斑

大多数人的黑斑都比黄褐斑的颜色深，面部出现这种斑的原因有很多，比如使用了不合格的化妆品、经常劳累、精神长期紧张、新陈代谢较慢、黑色素细胞分泌。一般情况下，女性会在 25 岁以后出现。

4. 蝴蝶斑

顾名思义，蝴蝶斑便是形状很像蝴蝶的斑点。这种斑通常出现在脸颊和鼻子上，主要由精神紧张、抑郁、睡眠质量低所致。

除了以上色斑之外，还有在特定时期出现的斑点，比如老年斑和妊娠斑。色斑的种类那么多，每一种色斑都有其独特的治疗方法。所有的色斑可以根据治疗效果分为 3 类。

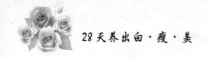

1. 能够治愈的色斑

这类色斑包括妊娠斑、肝斑、日晒斑、黄褐斑。这类斑点通常是卵巢功能不强、激素分泌异常、结核病、慢性肝病、慢性胃病，或者遭受刺激、生活无规律、日照过多所致。因此，对自己所出现的色斑进行有针对性的治疗，就可以使色斑治愈。

2. 能够淡化的色斑

这类色斑包括雀斑、老年斑、创伤性色素沉积。因为遗传，部分女性的面部出现了很多雀斑，这类色斑不太好治愈，通过一定的方式可以将其淡化；而老年斑是因为年龄的增大，使色素沉着在了面部，也是不太可能消除的，使用祛斑产品可以使其淡化；创伤性色素沉积是皮肤受到创伤后留下的，这种斑也可以淡化。

3. 不可能治愈的色斑

这类色斑包括黑变病、重金属中毒色斑。重金属中毒色斑是因为重金属在颧骨部位沉积所致。一般来说，这两种色斑都不太好治愈。

女性朋友们了解到各种雀斑的分类、特点，容易长色斑的部位，以及哪些不同色斑不同的治愈程度等，这样就更容易应对色斑，还自己靓丽的容颜。

◆ 汤汤水水，来自大自然的淡斑"药剂"

随着行经期一天天临近，面部冒出了恼人的斑点，这些斑点甚至比痘痘还要让人无法忍受，十分影响美观。请女性朋友们不要气馁，世界上的任何事情都有解决的办法，色斑也一样，总有办法可以消除。

事实上，脸上出现了斑点，最重要的是注意平时的养护，当然更离不开淡斑产品。哪些淡斑产品的效果比较好呢？其实，女性不用四处寻觅淡斑产品，大自然早就为我们提供了一切。

在平时，女性朋友多喝以下几种汁水，可以逐渐淡化面部的色斑。

1. 大米黄瓜粥

准备材料：适量的大米、黄瓜、姜、食用盐2克。

制作方法：将大米清洗干净，黄瓜去皮，切成小片，姜拍碎；在锅中倒入一定清水，将大米、姜一同放进锅中进行熬煮，用大火将汤煮至翻滚，再用文火慢煮；当大米熟烂后，放入黄瓜片，汤水黏稠后，放进食用盐即可。

功效：此款粥不但可瘦身还可润肤、祛斑。每天可以食用两次。

2. 番茄汁

准备材料：番茄、蜂蜜。

制作方法：将番茄清洗干净，切成小块，放进榨汁机中榨汁，饮用时调入适量的蜂蜜即可。

功效：番茄中含有大量的维生素C，这种物质可抑制皮肤中酪氨酸酶，使其失去原有的活性，从而阻碍黑色素的产生，进而使肌肤保持嫩白，淡化黑斑。每天可饮用一杯。

3. 柠檬汁

准备材料：柠檬、冰糖。

制作方法：将柠檬的外皮剥去，果肉切成小块，放进榨汁机中榨汁即可，饮用时调入适量的冰糖即可。

功效：柠檬中含有大量的维生素C，这种物质可淡化黑斑、嫩白皮肤。另外，柠檬汁中还含有磷、铁、B族维生素等营养成分。长期饮用柠檬汁，可防治面部的色斑，光滑肌肤，并有效延长皮肤血管的使用寿命。

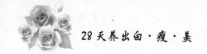

4. 黑木耳红枣汁

准备材料：适量的黑木耳、红枣。

制作方法：将黑木耳清洗干净，红枣去核，两者一起放进锅中，倒入适量清水进行熬煮，30分钟后即可食用。

功效：黑木耳，可滋润肌肤，防止肌肤衰老，在《本草纲目》中有记载，黑木耳可消除面部黑斑。大枣可和中益气、强健脾部、润泽肌肤。长期饮用此款汤品，可起到养护容颜、祛除色斑等作用。每天早上和晚上各饮用一杯。

想要淡化面部的斑点，女性朋友还可以选择外敷。内调加上外调，斑点一定可以在最短的时间内淡化。那么，用哪些外敷的面膜可以起到淡斑的效果呢？

1. 鲜胡萝卜汁

将新鲜的胡萝卜切成小块，放进榨汁机中榨汁，每天早上和晚上洁面后，涂抹在面部，当汁水干掉后，在手心倒入适量的植物油，涂抹均匀后，轻轻拍打面部。

2. 小苏打

取适量的小苏打和蜂蜜放进面膜碗中，充分搅拌，直至小苏打与蜂蜜充分混合成糊状。取适量小苏打面膜，均匀地敷在脸上，15分钟左右将其洗掉即可。

3. 珍珠粉

每位女性都可以使用珍珠粉来美颜，它可以去除角质、淡化色斑。在使用时，需将其与矿泉水均匀地混合在一起，并添加适量的牛奶。然后用手蘸取一些放在面部有斑点的部位，轻轻按揉，当珍珠粉完全干在面部后即可停止，一段时间后洗掉。每7天进行两次。

4. 鸡蛋清

鸡蛋清可起到很好的收敛毛孔的作用，还可以嫩白肌肤，淡化色斑。在使用时，可将鸡蛋磕破一个小口，将蛋清滤出，然后将蛋清敷在脸上，10分钟左右洗掉即可。

5. 盐和牛奶

将适量牛奶倒进面膜碗中，在其中放入少许盐，当盐溶解后，将溶液敷在面部，十几分钟后洗掉即可。

通过使用上面介绍的各种应对色斑的内服、外敷之法，相信女性朋友们在应对色斑的过程中会更加地得心应手。

女人小助理，你的问题我来答

白皙的肌肤是每个女性朋友想要拥有的，可是在美白的过程中，女性朋友们的心中还存在着诸多疑惑。

问题一：据说常喝薏米水可以嫩白皮肤，但是煮薏米时发现水变成了黄色，会让水发黄的食物怎么可能会美白皮肤呢？

回答：薏米确实可以起到美白的作用。薏米含有大量的蛋白质分解酵素，不仅可以软化皮肤角质，还可以改善皮肤粗糙、赘疣的状况。将薏米水煮成了黄色，很可能是时间太长了，薏米水被煮糊了。女性朋友在煮薏米前，应先将薏米在水中浸泡一段时间，然后与绿豆一起煮制，这样一来，薏米就很好煮熟，而且口感还比较好。但是胃功能不太好或者胃寒的女性朋友应该少吃，因为薏米和绿豆都比较凉胃，对此，这类女性可以使用面膜来美白，将薏米粉、杏仁粉和蜂蜜调和在一起，然后

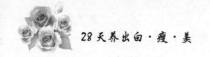

敷在脸上即可。

问题二：皮肤很容易长斑，这与饮食有关系吗？

回答：有一定的关系。面部容易长斑的女性应该避免食用感光蔬菜，比如芹菜、胡萝卜、香菜等，否则就更容易长斑了。

问题三：在使用美白产品后出现了过敏现象怎么办？

回答：可以服用适量的抗过敏药物。在使用美白产品出现过敏现象后，应马上停止使用该类化妆品，不要使用含皂角的洁面产品清洁皮肤，应该用温水洁面，并在饮食上控制辛辣食物和海鲜产品。如果过敏现象很严重，可以到医院进行检查，吃一些抗过敏的药物进行治疗。

问题四：在防晒产品上所出现的SPF和PA是什么意思？

回答：SPF只用在防晒产品上，表示的是防晒效果的指数，在国外，人们通常会对人体的皮肤进行试验或用其他方法来确定防晒指数。如果某位女性皮肤的最低红斑剂量只有一刻钟，将SPF为4的防晒产品涂抹在肌肤上后，就可以在阳光下停留4倍的时间，超过这段时间，皮肤会发红；如果将SPF为8的防晒产品涂抹在肌肤上，就可以在阳光下停留8倍的时间。

PA表示的是防止长波黑斑效应紫外线（UVA）到何种程度的指标，总共的防御效果有3级，分别是PA+、PA++、PA+++。其中，PA代表有效果；PA++代表效果明显；PA+++代表效果非常明显。

如果不需要在阳光下停留很长时间或者不接受阳光的直晒，使用SPF和PA指数较低的防晒产品即可。

问题五：油性皮肤，且肤色黄黑的人应该吃些哪美白食物呢？

回答：可以食用一些具有抵抗色素沉着并嫩白皮肤的食物，比如草莓、番茄、猕猴桃、花菜、橘子等。此外，还可以食用一些具有抗氧化、加强皮肤抵抗力作用的食物，比如杧果、胡萝卜、南瓜、空心菜、白薯等。

问题六：化学防晒品与物理防晒品之间存在差别吗？哪种防晒品更好呢？

回答：物理防晒品更好一些，因为相对于化学防晒品而言，它不容易导致皮肤的过敏现象。物理防晒品通常指的是氧化锌、钛白粉等无机粉质，这些粉质非常小，小到可以将直射到上面的紫外线反射、散射掉，从而使皮肤不会受到紫外线的侵害。而化学防晒剂则是一种有机物，可将紫外线吸收，再释放到外界中，这样也可以使皮肤受到保护。

一般情况下，化学防晒品更容易被肌肤"接纳"，特别是高SPF值的化学防晒品，皮肤会将其中的大部分物质吸收，所以，很容易导致皮肤出现过敏反应。因此，如果选择化学防晒品，女性需在清洁皮肤后，在其表面抹上一层乳液再使用，这样一来皮肤就不会直接接触到化学防晒品了；物理防晒品不会渗入肌肤中，也不会同其他护肤品发生反应，因此，引起过敏反应的现象非常少。

通过上述问题的答与问，相信很多女性朋友无论对常见的美白食疗法，还是对常见的美白护肤品都有了一定的认识。希望这些问题的解答在帮助女性朋友解惑的同时，还能够改善女性朋友的肌肤问题。

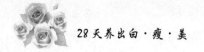

第7天，经脉顺畅了，容颜才得娇嫩

◆ 经前不适多，痘痘泛滥最棘手

痘痘，对于女性来说是美丽的天敌，只要脸上冒出了痘痘，女人就与"美丽"二字无缘了。在月经到来的前几天，痘痘就开始疯狂地冒出，直到月经结束后，痘痘才开始慢慢消失。虽然痘痘长得快，消得也快，但是如果在这段时间不对其进行谨慎的呵护，脸上就很有可能会留下令人苦恼的痘印，很长一段时间都要带着痘印生活。

这种痘痘和青春痘并不一样，它只在经前期出现，被叫作"经前期青春痘"。经前期青春痘还可以被称为"迟发型青春痘"，是经前期的体内激素失调所致。这类痘痘经常会出现在脸颊和下颚部位。想要摆脱这类痘痘，女性朋友应该清楚它之所以会出现的3个主要原因。

1. 激素分泌失调

月经消失后的第14天左右，女性的内分泌会出现微弱的变化，雌性激素开始慢慢减少，雄性激素开始缓慢增多。此外，性激素的分泌在这时还会降低，孕激素的分泌开始增多。此时，女性已经不在排卵期，体内会产生一种作用于身体的物质——黄体素，这种物质会使女性内分泌失调。

2.情绪状态不佳

在月经到来的前几天，女性朋友的精神状态非常不好，大部分女性朋友在此期间的情绪起伏都会很大，容易发怒、抑郁、烦躁，这些不良情绪也会助长痘痘产生。情绪对人体的影响非常大，一部分女性会因为情绪上的变化而导致生理期失常、激素失调，所以，情绪的不稳定也会导致痘痘疯狂冒出。

3.油脂分泌旺盛

在月经到来的前几天，雄性激素的分泌非常旺盛，而这一特征会给皮肤带来严重的影响。在雄性激素的作用下，皮肤的油脂分泌会异常旺盛，所以毛孔会比任何一时期都要粗大。与此同时，女性体内孕激素的分泌还在增多，导致皮肤的角质层逐渐变厚，此时，皮肤的整体状况会很不理想，所以，痘痘很容易冒出。

通过上述介绍，相信女性朋友们也已经明白经前期女性的脸上为什么会长痘痘。只要我们调整好激素，保持愉快的心情，减少油脂分泌，就能抑制痘痘的出现。希望女性朋友们在经前期也能拥有光洁的肌肤。

◆ 消除油脂，应与补水同行

在月经到来的前几天，女性面部的油脂分泌非常旺盛，毛孔变得粗大，每天上下班，灰尘扑面而来，在油油的面部停留，容易堵塞面部的毛孔。当皮肤不能进行顺畅"呼吸"时，自然会出现问题，导致痘痘横生。因此，想要光滑的脸蛋，女性朋友首先应该将皮肤清洁干净。

为了让肌肤通透、舒畅呼吸，必须在每天的早上和晚上清洁面部，不要让面部残留灰尘或者油脂。在洁面时，女性应该注意以下3方面问题。

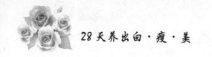
1. 水的温度

用凉水清洗面部,肯定不能将油脂彻底清除,一定要用温水清洗面部。特别是在月经即将到来时,凉水会刺激面部。

2. 洁面乳

当面部出油情况比较严重时,女性朋友肯定想用去油力度大的洗面奶,或者肥皂,但是,千万不要这样做。此时的面部虽然比较油,但却是非常敏感、脆弱的,一味地想着去油,很可能会给肌肤带来较强的刺激。在这种情况下,女性朋友可以使用敏感肌肤适合使用的洁面产品,再用收敛效果好的化妆水对面部进行控油,这样做控油效果才较好。

3. 洁面的过程

在洁面时,可选用洁面海绵,这样可以将肌肤上的油脂彻底清除。将洁面产品倒在手中,双手摩擦,将洁面产品打出泡沫,再用海绵搓泡沫,使泡沫变得丰富、细腻;然后用海绵轻轻擦洗面部和脖子。最后用温水冲洗,用凉水拍击面部。

在洁面时,力度要掌握好,不要清洁过度。这是因为在这段时期,皮肤很脆弱,大力清洁会使细胞遭受刺激,从而导致皮肤分泌出更多的油脂。所以,洁面时动作要轻柔,洁面产品要温和,洁面次数保证早晚各一次即可。

面部清洁干净后,接下来就要对面部进行保湿了。如果少了保湿这一步骤,面部就容易变干,从而分泌出更多的油脂。保湿过程需要以下两个步骤。

1. 拍打化妆水

彻底清洁面部后,将适量的保湿水倒入水中,随后将其拍打在面部,在拍打时,要每个部位都注意到。千万不要只将保湿水涂抹在面部,没有拍打的步骤，肌肤不容易将水分子吸收。

2.涂抹乳霜

拍打过保湿水后，女性朋友还需要涂抹乳霜。保湿水的作用在于为肌肤补充水分，而乳霜的作用则在于锁住水分。如果不涂抹乳霜，皮肤中的水分就会"跑"掉，变得干干的，从而导致皮肤分泌出更多的油脂，所以这一步必不可少。

通过上述介绍，女性朋友们一定了解到如何洁面才能让面部更清爽、干净以及正确的保湿步骤，了解这些面部护肤的基本常识后，就能够拥有光洁、水嫩的肌肤了。

◆ 莹润肌肤，也可以吃出来

在月经到来之前的几天，脸上的痘痘频繁冒出，破坏了女人美好的容颜。有的人用了多种祛痘产品，仍然无效，很令人头疼。其实，现在的你应该停下正在进行的一切护肤"保卫战"，仔细想一想，是不是应该先调养一下自己的内部环境呢？

长痘痘的女性朋友应该避免吃辛辣食物和动物性肉食。如果是因为火气大而长痘者应该去火，因为内分泌紊乱而冒痘者应该调理内分泌，因为大便不畅而冒痘者应该通畅大便。女性朋友在使用高档护肤品的同时搭配内调，这样才可以击败痘痘。

在祛痘食物之中，大部分都属于清火、通便的，例如冬瓜、菊花等食物。大部分女性朋友长痘痘都是因为经常性的便秘，这时如果食用清火利泻的食物，通畅胃肠，体内的毒素也会排出。但是在食用这类食物时，女性朋友先要弄清自己的体质，如果寒性体质，就不能大量食用这类食物了，否则就会导致痛经等不良反应。

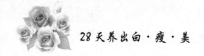

能够预防经前长痘痘的食物不只是清火利泻类的，还可以多食用一些富含维生素 A 的食物，比如韭菜、动物内脏、菠菜、胡萝卜、苹果、樱桃等。维生素 A 对皮肤的生长有利，可以使皮肤汗腺得到很好调节，从而使痘痘得到改善。

此外，女性朋友还可以吃摄取一些维生素 B_2，维生素 B_2 有利于体内激素维持平衡。这类食物包括绿叶蔬菜、蛋类、奶制品。对于长痘痘的女性而言，富含锌元素的食物也应该多吃一些，比如海产品。

想要预防经前痘痘，女性朋友不仅要懂得食用哪些食物，还应该远离一些食物。在众多食物之中，有不少食物都可以引发痘痘。不少女性朋友曾经都有过这样的经历：前天脸上还没有痘痘，第 2 天早上突然就冒出了很多痘痘。这样的痘痘很有可能就是由食物引起的。尤其是在经前那段时期，女性朋友的饮食稍微不慎，就会使自己招惹上痘痘。在这段时期,女性朋友除了要少吃辛辣食物和动物性肉食外,还应该避免酒类、花生、巧克力、咖啡以及高糖分食物。

◆ 祛痘美肤，试试 DIY 面膜

在月经到来前，面部长出了很多痘痘，这可如何是好？大部分女性在面部长出痘痘后，就会急着去购买祛痘产品，结果就是花费了大量的金钱，还没有消除痘痘。其实，在我们的生活中存在着很多天然的祛痘食物，比如绿豆、芦荟、草莓、胡萝卜等。将这些食物制成面膜，不仅可以起到显著的祛痘效果，还可以节省一大笔钱。

下面，就给女性朋友们介绍几款祛痘面膜的制作方法。

1. 绿豆生菜祛痘面膜

准备材料：适量的绿豆、新鲜生菜叶、纯净水。

制作方法：将新鲜生菜清洗干净，然后放进榨汁机中；将生菜榨成汁水，倒进面膜碗中；接着放入绿豆粉，再用纯净水调和，搅拌均匀后即可使用；每周使用 1 ~ 3 次，每次 15 分钟。

功效：绿豆性寒凉，具有凉血、控油、祛痘等功效，而生菜可起到缓解皮肤炎症和镇定的作用，可有效预防肌肤滋生痘痘。将绿豆和生菜搭配在一起制成面膜，可起到消炎、控油、祛痘等作用。

2. 胡萝卜祛痘面膜

准备材料：适量的新鲜胡萝卜、面粉。

制作方法：将新鲜胡萝卜清洗干净，捣成泥状，放进面膜碗中；将面粉添加到其中，并搅拌均匀；将调好的面膜敷在面部，每两天进行一次，每次 10 分钟即可。

功效：此款面膜可消除痘痘、淡化斑痕、治疗暗疮、预防皱纹。除了可以将胡萝卜制成面膜外，还可以将其煮熟食用或者榨成汁水饮用。

3. 砂糖橄榄油祛痘面膜

准备材料：适量的砂糖、橄榄油。

制作方法：将一定量的砂糖和橄榄油放进面膜碗中，搅拌均匀；随后将其敷在面部，用双手轻轻按摩。

功效：此款面膜可清除皮肤上的角质，促进肌肤的新陈代谢，并起到祛痘的功效，经常使用还能缩小毛孔。

4. 芦荟祛痘面膜

准备材料：适量的新鲜芦荟叶、蜂蜜。

制作方法：将芦荟叶清洗干净，并切成片状，倒进锅内；在其中放入一定量的水进行熬煮，15 分钟后，将芦荟残渣捞出，留下汁水，将蜂蜜放入其中即可；可饮用，也可涂抹痘痘患处，每天进行一次。

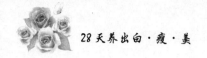

功效：芦荟可抑制细菌、消炎、减轻腹泻，而且还可以促进排毒，养护肌肤，对脸上的痘痘有很不错的效果。

5. 草莓酸奶祛痘面膜

准备材料：适量的草莓、面粉、酸奶、蜂蜜。

制作方法：将草莓清洗干净，切成小块，放进榨汁机中，将汁水榨出；将适量的面粉和酸奶放进面膜碗中，再向其中调入草莓汁和蜂蜜，适当搅拌几下即可；面部清洁湿润后，将面膜敷上，保持15分钟的时间。

功效：草莓有滋养、洁净肌肤和收敛之功效，并能够有效抗击皱纹。特别是油脂分泌旺盛的肌肤，非常适合用草莓来祛痘。而酸奶可起到保湿、消除角质的功效，令皮肤光滑、细嫩。

6. 番茄草莓祛痘面膜

准备材料：适量的新鲜番茄、草莓。

制作方法：将番茄和草莓清洗干净，用开水将番茄烫一下，剥去外皮；将两种材料放进纱布中，将汁水挤在面膜碗中即可；每天早上和晚上用汁水擦抹痘痘患处，保持半小时后洗掉。

功效：此款面膜中含有大量的维生素C、胡萝卜素，对病毒和细菌可起到很好的抵抗作用，而且还可以清热、解毒、美白。

7. 香蕉祛痘面膜

准备材料：适量的香蕉、牛奶。

制作方法：将香蕉放在面膜碗内，捣成泥状，倒入适量的牛奶，搅拌均匀；将面膜敷在面部，保持15分钟左右的时间即可洗掉。

功效：此款面膜可嫩滑肌肤，对面部痤疮和雀斑可以起到很好的效果。

上面介绍的这几款面膜都是天然之品，在祛痘美肤的过程中不会对肌肤产生伤害，女性朋友们只要抽出时间买几样常见食材，经过简单地加工就可以了，为了让自己更加美丽动人，赶快行动起来吧！

女人小助理，你的问题我来答

关于经前期如何护肤，相信很多女性朋友都存在一定的疑惑，通过下面几个常见问题的解答相信也能够帮助女性朋友们解惑。

问题一：每个月的月经到来之前，脸上总会冒出很多痘痘，可以改善这种状况吗？

回答：如果每个月总是固定的那几天出现痘痘，可以适当地补充锌元素。研究表示，脸上冒出痘痘的女性体内所含有的锌元素明显没有不长痘痘的人多。锌在人体内会抑制一种酶生长，这种酶可引起发炎、感染。另外，在锌的作用下，人体皮肤的油脂分泌会变少，从而减少了感染的可能性。在食物当中，富含锌元素的有坚果、生蚝、香菇、扇贝、牛肉等。

问题二：总是在空调房中工作，皮肤很干燥，很皱，还长了很多痘痘，应该怎么缓解呢？

回答：可以使用芦荟。芦荟具有治疗痘痘、消炎等效果，与此同时，还能够帮助修复痘痘肌肤，还给女性朋友光滑细嫩的脸。

问题三：油性皮肤的女性怎样可以避免长痘痘，怎样去除脸上的痘印？

回答：油性皮肤要想不长痘痘，首先应该给皮肤进行补水，水分充足了，皮肤就不会分泌大量的油脂来滋润面部了，这样一来，面部就会

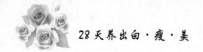

比较水润，痘痘也就不会轻易冒出了。

痘痘消失后会留下很多痘印，这时，可以使用白糖。将适量的白糖放在手心，然后用水将白糖溶化，直接涂抹在脸上，按摩一会儿即可。

问题四：洗脸时，用白醋或是绿茶消除痘印的效果好吗？洗过脸后还可以使用护肤品吗？

回答：用白醋和绿茶洗脸都可以起到淡化痘印的效果。水中滴入几滴白醋再洗脸，可将皮肤软化，使皮肤逐渐细化，祛痘效果也很好；用绿茶水洗脸可以起到美白的作用。在洗脸之后必须使用护肤品，而且还要在使用化妆水之后使用护肤品。

问题六：据说将维生素E和珍珠粉搭配在一起可以起到消除痘印的效果，针对很久以前留下的痘印，应该怎样配置两者的比例呢？

回答：取适量珍珠粉，在其中滴入四五滴维生素E，然后再用矿泉水调匀，清洁面部后，将珍珠粉和维生素E的混合物涂抹在脸上，15分钟后用清水洗掉即可。经常敷用此款面膜，可起到美白、细腻肌肤的作用，还可以淡化痘印。

通过对上述问题的解答，相信女性朋友们对护肤过程中的注意事项、如何避免长痘、如何消除痘痘等都有了一定的了解。动起手来吧，你的面部肌肤会更加光洁。